DE

L'INVOLUTION UTÉRINE

ET DE

L'ENGORGEMENT UTÉRIN

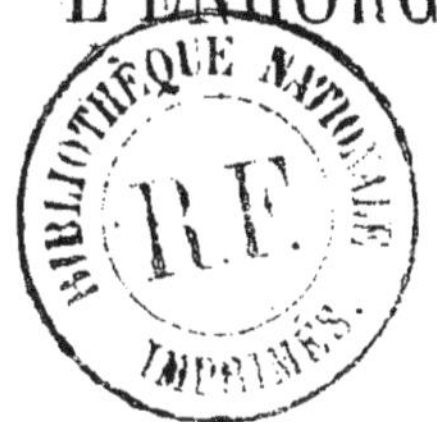

PAR

R. CHENET,
Docteur en médecine de la Faculté de Paris,
Membre de la Société anatomique,
Médaille de bronze de l'assistance publique.

PARIS
V. A. DELAHAYE ET Cie, LIBRAIRES-ÉDITEURS
Place de l'École-de-Médecine.

1877

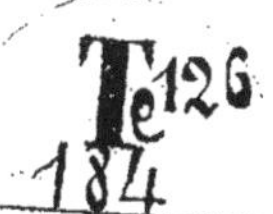

DE L'INVOLUTION UTÉRINE

ET DE

L'ENGORGEMENT UTÉRIN

DE

L'INVOLUTION UTÉRINE

ET DE

L'ENGORGEMENT UTÉRIN

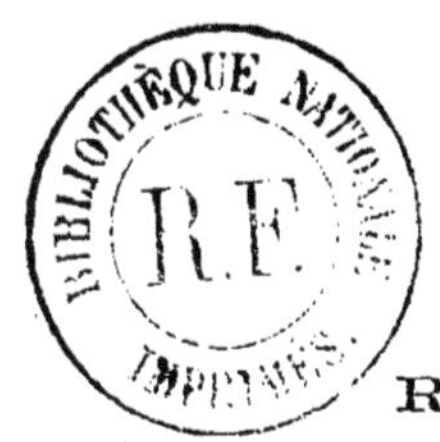

PAR

R. CHENET,

Docteur en médecine de la Faculté de Paris,
Interne en médecine et en chirurgie des hôpitaux de Paris,
Membre de la Société anatomique,
Médaille de bronze de l'assistance publique.

PARIS
V. A. DELAHAYE ET Cie, LIBRAIRES-ÉDITEURS
Place de l'École-de-Médecine.

1877

MEIS MORTUIS

MEIS ET AMICIS

A MES MAITRES DANS LES HOPITAUX DE PARIS

M. LE PROFESSEUR BALL

Professeur à la Faculté de médecine,
Médecin de l'hôpital Saint-Antoine),
Externat à l'Hôtel-Dieu 1872.

A M. LE PROFESSEUR FALRET

Médecin de l'hospice de Bicêtre,
Internat provisoire, Bicêtre, 1873.

A M. LE DOCTEUR MARROTTE

Médecin honoraire des hôpitaux
Internat provisoire, Pitié 1873.

A M. LE DOCTEUR DESORMEAUX

Chirurgien de l'hôpital Necker
(Internat 1874).

A M. LE DOCTEUR DE SAINT-GERMAIN

Chirurgien de l'hôpital des Enfants-Malades
Internat 1874.

A M. LE DOCTEUR PROUST

Agrégé libre de la Faculté,
Médecin de l'hôpital de Lariboisière.
Saint-Antoine, internat 1875.

A M. LE DOCTEUR PANAS

Agrégé libre de la Faculté,
Chirurgien de l'hôpital Lariboisière,
Internat 1876.

A M. LE DOCTEUR SIREDEY

Médecin de l'hôpital Lariboisière,
Internat 1877.

A MES AUTRES MAITRES.

MM. LES DOCTEURS LANNELONGUE, LIOUVILLE, J. LUCAS-CHAMPIONNIÈRE, LÉPINE, GRANCHER, SEVESTRE.

DE L'INVOLUTION UTÉRINE

ET DE

L'ENGORGEMENT UTÉRIN

INTRODUCTION.

L'accouchement et ses suites occupent une large place dans l'étiologie générale des affections utérines.

Bien des auteurs se sont efforcés de dresser une statistique à cet égard, et les rapports de causalité sont bien et dûment établis sur un nombre de faits imposants ; mais signaler ces rapports ne suffit pas.

Bien que les modifications anatomiques, physiologiques ou pathologiques de l'utérus soient loin d'être complètement connues, onpeut tirer, des connaissances acquises sur ce point, des éléments intéressants pour expliquer la pathogénie de certaines affections utérines.

C'est dans cette voie que nous avons voulu marcher.

Frappé de ce fait qu'un grand nombre de femmes font remonter à un accouchement ou à un avortement les troubles qu'elles éprouvent du côté des organes pelviens, nous avons tenté de remonter à la source du mal, et de voir par quelles étapes passe successivement l'utérus, soit pour se rapprocher de son état antérieur' soit pour en arriver à cet état morbide tour à tour désigné, suivant les auteurs, sous les noms d'engorgement utérin, de métrite parenchymateuse et de métrite chronique. Les éléments de cette étude sont épars dans nos traités d'accouchement et de gynécologie; et, malheureusement, les premiers ne s'occupent guère que de l'involution régulière, tandis que les autres prennent pour objet la métrite parenchymateuse confirmée, d'où une lacune dans l'histoire anatomique de la maladie. La division qui existe dans les livres existe aussi dans la plupart des services hospitaliers.

Certaines salles sont spécialement affectées aux femmes en couches, et les femmes atteintes d'affections utérines sont disséminées un peu partout, de sorte qu'on a rarement sous les yeux, à la fois, des femmes aux différentes phases de la vie sexuelle.

Dans le service de mon excellent maître, le Dr Siredey, j'ai eu la bonne fortune de trouver réunis tous ces éléments d'étude. C'est guidé par ses conseils que j'ai entrepris ce travail. Je le remercie de sa bienveillance et je le prie de m'excuser si j'ai mal profité de ses leçons.

Notre étude sera divisée en trois parties :

Dans la première, nous verrons ce qu'est l'involution utérine régulière ;

Dans la deuxième, nous étudierons l'engorgement utérin ;

Dans la troisième, nous résumerons rapidement notre travail et nous publierons les observations à l'appui.

PREMIÈRE PARTIE

De l'involution utérine

La grossesse détermine, non-seulement dans l'utérus et dans ses annexes, mais dans tous les systèmes, des modifications énormes.

Je n'ai pas à faire l'étude de l'état général de la femme enceinte : c'est l'état local surtout que nous avons en vue ; mais il importait de mentionner l'influence réciproque de la gestation sur l'économie et celle de la santé générale sur la grossesse, la parturition et ses suites. A quelque point de vue spécial qu'on se place, ces conditions ne doivent jamais être laissées de côté, si l'on ne veut s'exposer à de graves erreurs d'interprétation.

Autant la vie de l'utérus est obscure en dehors de la grossesse, autant elle devient prédominante à dater du jour de la fécondation. Toutes les forces vives de l'organisme semblent, à partir de ce moment, concentrer leur action sur le système génital et en particulier sur la matrice. Un rapide coup d'œil sur les changements de volume et de structure de cet organe va nous en donner une idée.

L'utérus qui, dans la période de vacuité et à l'état normal, ne dépasse pas le plan du détroit supérieur du petit bassin, arrive à la fin de la grossesse à quatre ou cinq travers de doigt au-dessus de l'ombilic. Sa hauteur qui est de 7 ou 8 centimètres acquiert jusqu'à 35 ou 38 centimètres. Ce développement énorme ne tient pas seulement à une ampliation, car les parois utérines augmentent d'épaisseur pendant les premiers mois de la grossesse, mais à une hypertrophie de tous les éléments qui entrent dans sa composition et au développement d'éléments nouveaux. — En effet, en dehors de la grossesse, le parenchyme même de l'organe se compose principalement d'éléments embryonnaires; la muqueuse se distingue à peine du reste de la paroi, les vaisseaux sont de petits volume, les fibres musculaires à peine appréciables. Au moment de l'ovulation, le diamètre des vaisseaux est déjà singulièrement augmenté, et la muqueuse est presque doublée d'épaisseur. Mais cette modification est toute temporaire si la fécondation n'a pas lieu. Au contraire, si l'ovule est fécondé, nous allons assister au développement de tous les éléments propres de l'organe, à une véritable transformation qui mettra en évidence sa structure musculaire et la disposition de ses vaisseaux. Les flexuosités de ses artères se multiplient en même temps que leur calibre augmente, et de larges sinus veineux anastomosés lui donnent l'apparence d'un véritable tissu érectile. Ces transformations ont pour but de fournir un réceptacle où l'embryon puisse se développer. Puis, une fois le développement du fœtus achevé, les fibres musculaires joueront le principal rôle dans son expulsion. En effet, de nouvelles propriétés apparaissent dans l'utérus en même temps que de nouveaux éléments se développent. (Voir Thèse de Wieland, 1858. Étude sur le développement de l'utérus pendant la grossesse et sur le retour de cet organe à l'état normal après l'accouchement.)

L'accouchement terminé, le rôle de l'utérus est achevé. Il va s'endormir et revenir peu à peu au volume et à la disposition qu'il présentait antérieurement. Ce retour n'est jamais absolument complet. L'utérus d'une femme qui a conçu diffère assez notablement de celui d'une femme qui n'a pas fait d'enfant. Il est plus gros, plus arrondi ; son fond plus bombé ; sa cavité plus développée. Sa structure revient-elle exactement à l'état antérieur? Il est bien probable qu'il existe aussi de légères différences. Cette régression a reçu le nom d'involution.

Cette transformation nouvelle ne paraît pas avoir fixé l'attention des accoucheurs anciens. Il faut arriver à une époque assez rapprochée de nous pour voir mentionner cet état physiologique, et presque à nos jours pour le voir étudier. Je renvoie aux auteurs classiques et au mémoire déjà cité de Viéland pour l'historique de cette question. On sera frappé de la pénurie de renseignements. Il faut reconnaître aussi que la connaissance exacte de la structure de l'utérus est toute moderne et qu'il était difficile de décrire les modifications physiologiques d'un organe dont l'étude histologique n'avait pas encore été faite. Depuis une vingtaine d'années (Thèse de Wiéland, 1859), les documents réunis sur ce point particulier sont encore peu nombreux et épars dans les ouvrages classiques ou dans les journaux. Je n'en ai pu réunir qu'un très-petit nombre, et ma part dans cette étude se bornera à une compilation que je ne puis même dire complète. Quoi qu'il en soit, je m'efforcerai de rappeler et d'exposer avec ordre les différents travaux que j'ai pu consulter et sur lesquels est basée mon étude.

Etablissons donc nos divisions :

Dans un premier chapitre, nous exposerons ce qu'on sait de l'involution régulière à la suite de l'accouchement régulier, ou mieux de l'accouchement à terme ;

Et dans un paragraphe spécial l'influence de la fièvre de lait et celle de l'allaitement sur ce travail.

Dans un second chapitre, nous poserons la question de l'involution à la suite de l'avortement.

Enfin, dans un troisième chapitre, nous verrons comment l'involution peut être arrêtée ou tout au moins entravée, en d'autres termes les accidents de l'involution.

CHAPITRE PREMIER

INVOLUTION RÉGULIÈRE A LA SUITE DE L'ACCOUCHEMENT A TERME.

Si l'on songe aux mille circonstances extérieures ou individuelles qui peuvent faire varier la durée et les suites d'un accouchement, on se rendra facilement compte qu'il est difficile d'établir à quelle limite, à quel degré, cet acte tout physiologique commence à devenir un acte morbide.

Dans les conditions les plus régulières et les plus favorables, l'expulsion de l'enfant s'accompagne toujours d'un traumatisme local plus ou moins intense et d'un choc, d'un ébranlement général variable selon les tempéraments.

Il serait hors de propos d'insister sur ces différences, mais il ne faut pas négliger d'en tenir compte.

L'hygiène observée à la suite des couches est une autre condition fort importante, mais je dois me contenter de la signaler pour mémoire.

On comprend sans peine que ces différentes circonstances ont leur influence sur la bénignité ou sur la gravité des suites de couches, et il va de soi que l'involution utérine doit être étudiée dans les conditions où elle s'accomplit régulièrement et favorablement. J'ai tenu à faire remarquer que, d'une femme à l'autre, il pouvait y avoir de grandes différences, sans que pour cela il y eût nécessairement un écart de la règle normale. Les chiffres et les données que l'on peut présenter ne doivent être acceptés que comme des résultats approximatifs, et je ne crois pas qu'on puisse arriver à représenter par une formule invariable la rétraction quotidienne de l'utérus. Cela a été tenté pourtant. (Voir Serdukoff dans *The Edinburgh medical Journal*, mai 1875, analysé dans la *Revue des sciences médicales*, 1875, t. VI, 2e fasc., p. 37.) Mon excellent collègue et ami Quenu a eu l'obligeance de me traduire ce mémoire. Les réflexions qui suivent le calcul de l'auteur vont, ce me semble, contre le calcul même, une foule de conditions inhérentes à l'accouchée pouvant faire varier cette rétraction.

L'involution utérine embrasse toute la période qui s'étend depuis l'accouchement jusqu'au retour de l'utérus à son état antérieur ou du moins à un état très-voisin, et comme volume, et comme structure. Les premiers auteurs qui l'aient étudiée admettaient que l'involution est complète lorsque l'utérus est caché dans le bassin, c'est-à-dire, au bout de douze ou quinze jours ou vingt jours. C'est beaucoup plus tard seulement (Viéland, *loc. cit.*) qu'on a admis une seconde période pendant laquelle des modifications considérables, quoique inaccessibles sur le vivant à nos moyens d'exploration, se passent encore dans le tissu utérin.

Cela nous conduit à admettre deux temps, dans l'involution utérine. Dans le premier, l'œil et la main peuvent suivre le retrait graduel de l'utérus ; dans le second, des modifications utérines s'accomplissent encore dans la substance même de l'organe, mais sans que nous puissions les apprécier autrement que par des examens nécroscopiques. C'est là je crois une division excellente pour l'étude, bien qu'artificielle. Dans la première période, la diminution de volume est rapide, frappante. De la seconde, nous ne voyons rien ou presque rien sur le vivant, mais son étude n'en est pas moins fort importante et jette un jour très-grand sur les affections utérines observées beaucoup plus tard.

Notons encore que les modifications histologiques ne commencent pas seulement à la seconde période mais à la fin de la grossesse : Kœlliker a vu déjà à cette époque des fibres musculaires infiltrées de granulations graisseuses. Aussi, j'y reviens, la division que nous adoptons est-elle tout artificielle, les changements anatomiques sont continus et ne se font pas par temps, par phases.

I. *Période de retrait.* — C'est le temps qui s'écoule depuis le moment de l'accouchement jusqu'à la disparition de l'utérus derrière le pubis, ou du moins jusqu'au moment où il cesse d'être appréciable au-dessus des pubis, ce qui est très-différent. En effet, l'utérus ne disparait jamais derrière le pubis à moins d'anomalie.

« Chez les femmes maigres, à tissus flasques, on parvient facilement à atteindre l'utérus, non pas derrière les pubis, mais fort au-dessus des pubis. Il ne faut pas oublier, quand on veut se livrer à cette exploration, que l'utérus s'écarte beaucoup de la paroi abdominale quand la vessie est pleine, et s'en rapproche beaucoup quand la vessie est vide ; de là la nécessité de commencer par évacuer celle-ci. » (Malgaigne, *Anat. chirurgicale*, tome III). J'ai rapporté cette phrase tout entière afin de rappeler une précaution indispensable pour l'exploration de l'utérus par le palper.

Simple et facile dans les premiers jours qui suivent la délivrance, cette mensuration exacte ne laisse pas que d'être souvent assez délicate après la première semaine. En effet, au début la face antérieure de l'utérus est en rapport direct avec la paroi abdominale à travers laquelle en la sent toujours sans difficulté, mais, à mesure que le volume de l'organe diminue, des anses intestinales viennent se placer au devant de lui et le refoulent en arrière. Si de plus la paroi abdominale est chargée de graisse, il sera souvent difficile d'apprécier exactement la situation du fond de l'utérus. L'inclinaison de l'organe d'un côté ou de l'autre peut être encore une cause d'erreur qu'il faut mettre de côté.

Du reste, les mensurations faites à dater de l'accouchement ne donnent que des résultats approximatifs sur le volume de l'utérus, si l'on considère seulement la distance qui sépare le fond de la matrice du pubis; car, de cette façon, on néglige de faire entrer en ligne de compte, dans la hauteur totale, toute la portion sous-pubienne de l'utérus.

M. Depaul, pour arriver à une appréciation exacte, a fait modifier le compas d'épaisseur de Baudelocque dont l'une de branches, introduite dans le vagin, est mise en contact avec le col, tandis que l'autre s'applique sur le fond de l'utérus à travers la paroi abdominale.

Quelques résultats obtenus par cette méthode ont été consignés dans la thèse d'un de ses élèves, M. Autefage. Immédiatement après la délivrance, l'utérus forme à l'hypogastre une tumeur globuleuse et dure, dont le fond remonte le plus souvent au niveau ou au-dessus de l'ombilic, et s'élève au-dessus du pubis de 0,09 centimèt. 1/2 à 0,17 centimètres, en moyenne de 0,13 centimètres, puis il s'abaisse graduellement. Son retrait est plus rapide dans les premiers jours qui suivent l'accouchement. La différence de hauteur d'un jour à l'autre jusqu'au troisième jour varie de 0,01 centim. à 0,015. Puis le retrait subit un temps d'arrêt au troisième jour (Wieland) et les jours suivants il est environ d'un centimètre par 24 heures. Ce sont là, bien entendu, des moyennes. Le tableau de M. Autefage s'arrête au onzième jour. La hauteur réelle de la matrice serait à ce moment de 0,07 à 0,075 et la distance de la symphyse pubienne au fond de l'utérus de 0,02 à 0,025.

On s'accorde à reconnaître que le retrait est plus rapide aussi chez les primipares que chez les multipares. L'administration du seigle ergoté, une forte hémorrhagie occasionnent encore une diminution de volume immédiate plus sensible. (Depaul.)

Dans une série de mensurations faites, soit par M. Berthaut, externe du service, soit par moi, et qui porte sur 55 femmes, je relève des chiffres sensiblement voisins de ceux-ci. Plusieurs fois, nous avons pu constater aussi l'influence du seigle ergoté, ou d'une forte hémorrhagie.

J'aurais voulu pouvoir tenir compte aussi de la durée du travail, et cette durée a été mentionnée dans nos relevés, mais comme nous avons dû souvent nous contenter du récit des femmes pour noter la durée des douleurs, et que nous avons rarement suivi nous-même le travail depuis le début, je ne puis tirer de conclusions de ces observations.

Toutefois, il m'a paru que, dans certaines cas une certaine irrégularité dans la rétrocession de l'utérus était en rapport avec un travail prolongé, que l'accouchement se fût terminé naturellement au non. Cela se comprend du reste, l'inertie absolue ou relative à la suite de l'accouchement est d'autant plus à redouter que le travail a été plus long. Mais laissons de côté les cas dans lesquels on a réveillé la contractilité insuffisante ou absente par les moyens ordinaires. Il y a une inertie relative, secondaire, des fibres musculaires qui donne lieu à des hémorrhagies secondaires, et qui permet à l'utérus de se laisser distendre de nouveau. Puis la présence de ces corps étrangers dans la cavité utérine excite de nouveau des contractions, et l'expulsion de caillots a lieu. Ces contractions sont douloureuses ; on leur a donné le nom de tranchées, de coliques utérines ; et, d'une façon générale, elles sont plus fréquentes chez les multipares que chez les primipares Or, chez les femmes qui ont des tranchées violentes, il n'est pas rare de constater à un moment donné une augmentation de volume de 0,01 ou 0,02 cent. sur le chiffre obtenu la veille, et cela, en dehors des premiers jours. Des caillots sont encore expulsés dans quelques cas 6 et 8 jours après la délivrance.

Dans d'autres cas la rétraction subit un temps d'arrêt, coïncidant avec des tranchées plus ou moins violentes.

En même temps que le corps de l'utérus revient sur lui-même, le col se reforme et son orifice interne se referme. Cette rétraction commence même quelquefois avant la délivrance et emprisonne le placenta. Je n'ai pas à m'occuper des accidents qui peuvent survenir par ce fait et je me borne à le constater. Puis le reste du col, plus ou moins contus et déchiré pendant l'accouchement, d'abord mollasse, allongé, pendant, se reforme aussi peu à peu, et arrive au bout d'une huitaine de jours à reprendre sa forme habituelle. Mais il est habituellement un peu plus court, cylindrique, fendu transversalement, quelquefois jusqu'au niveau des culs-de-sac; la lèvre antérieure prend quelquefois la forme d'un bourgeon ou d'une cerise, presque indépendant de la lèvre postérieure et séparée d'elle par des échancrures. Cette disposition se retrouve fort longtemps après l'accouchement : elle tient à la cicatrisation indépendante des deux lèvres. L'orifice externe du col présente alors la forme d'un croissant, la rétraction cicatricielle entraînant le lambeau postérieur au tour du lambeau antérieur plus petit, qu'il tend à circonscrire.

Je ne puis m'étendre sur cette reformation du col après l'accouchement, si complètement traitée par Stoltz. Je désire seulement relever à ce propos deux points :

1° La fréquence des déchirures du col à gauche, en rapport avec le plus grand nombre des positions occipito-iliaques gauches, entraîne consécutivement la fréquence des lymphangites utérines et péri-utérines à gauche. Nous avons eu souvent l'occasion de constater ce rapport et cette marche de l'inflammation soit à l'autopsie, soit sur le vivant.

2 Les déchirures et les contusions du col ne sont pas en rapport direct avec le volume de l'enfant, car on les observe aussi bien, non-seulement dans l'accouchement avant terme, mais encore dans les fausses couches arrivées à une époque peu avancée de la grossesse.

Tels sont, dans l'involution utérine, les phénomènes palpables accessibles à nos moyens d'exploration. Mais ce n'est pas là tout, tant s'en faut, et la partie principale du travail nous échappe ; je veux parler des modifications intimes du tissu de l'utérus. Sans doute cette diminution de volume du corps, cette reformation du col ne s'accomplissent pas sans qu'il y ait de changements anatomiques dans la composition des tissus ; mais il m'a semblé plus simple de ne point scinder cette étude, et de faire en deux parties l'étude clinique du retrait de l'utérus et l'étude anatomique de l'involution.

II. *Période d'involution proprement dite.* — J'ai dit rapidement au début quel développement prennent les différents éléments anatomiques de l'utérus à la suite de la fécondation, et j'ai opposé le volume et le poids de l'utérus qui n'a jamais conçu au volume et au poids de l'utérus au moment de l'accouchement, pour donner une idée de ce développement. A dater de l'accouchement, le travail inverse se produit. L'utérus qui mesurait de 6 à 12 c. de hauteur après l'accouchement :

Hauteur réelle de.	13 à 21 cent.	Moyenne, 16,5
Hanteur au-dessus du pubis . .	9 à 15 »	Moyenne, 12
Largeur entre l'insertion des trompes	9 à 15 »	Moyenne, 12

(voir M. Autefage. Loc. cit.) arrivera à ne plus mesurer que :

Hauteur réelle.	7 cent. à 7,05
Hauteur au-dessus du pubis.	2 cent. 1/2
Largeur moyenne	4 cent. 1/2

L'utérus qui pesait au terme de la grossesse de 750 à 1,500 grammes, reviendra au poids moyen de 45 grammes.

A l'inverse du travail de développement auquel nous avons assisté au début de la grossesse, nous pouvons supposer, *a priori*, qu'il s'agit ici d'un travail d'atrophie, et d'une atrophie physiologique. L'utérus ancien a rempli sa fonction, les vieux éléments anatomiques vont disparaître ou s'atrophier. C'est là une première partie du travail. Mais un utérus nouveau, ou du moins composé d'éléments jeunes, aptes à se développer, va se former peu à peu et remplacer l'ancien. On le voit, il s'agit là d'un travail très-complexe et d'un examen très-délicat. Aussi, les notions que nous possédons sur ce sujet sont loin d'être complètes.

C'est à Retzius (de Copenhague) qu'on doit les premières notions sur la disposition des fibres musculaires de l'utérus ancien. Cet auteur a admis, pour expliquer ce fait, une dégénérescence graisseuse des éléments anatomiques, et aujourd'hui on sait que c'est là un des modes des atrophies physiologiques (Littré et Robin, *Atrophie*). Plus tard, Kolliker puis Heschl ont démontré cette nécrobiose des fibres musculaires. — « Déjà, trois semaines après l'accouchement, ces éléments, dans lesquels se sont déposées des granulations graisseuses, ont repris la longueur qu'ils présentaient dans l'utérus vierge ; peut-être, cependant, certaines fibres-cellules sont-elles complètement résorbées. » (Kölliker, *Eléments d'histologie humaine*). Heschl est allé plus loin. Pour lui, la matrice subit une dégénérescence graisseuse si complète qu'il ne reste plus une seule des fibres qui formaient cet organe avant les couches. Cette transformation ne commence pas avant le quatrième ou le sixième jour ; elle débute à peu près en même temps sur tous les points de l'organe, sauf dans le col qui persisterait quelques jours de plus dans l'état qu'il présentait immédiatement avant l'accouchement. Un peu plus tard, on constate que la destruction est plus avancée dans les couches internes que dans les couches extérieures. Vers la quatrième semaine apparaissent dans la matrice les premiers rudiments d'une formation nouvelle de substance utérine ; dans la couche extérieure apparaissent des noyaux, puis des cellules qui s'allongent en fuseaux et prennent peu à peu la forme musculaire. En même temps que les éléments de la tunique ancienne se désagrègent et sont résorbés, la substance nouvelle se développe en beaucoup d'endroits, de sorte que la rénovation est quelquefois achevée à la fin du deuxième mois. Les veines et la majeure partie des capillaires subissent aussi la dégénérescence graisseuse après avoir cessé probablement depuis longtemps d'être perméables au sang par suite de la contraction de l'utérus. » (Nægele et Grenser, trad. d'Aubenas, 1869.) Heschl admet la disparition complète de la muqueuse après l'accouchement (*loc. cit.*).

M. le professeur Depaul a reproduit dans ses cliniques le passage que nous venons de rapporter, et il le fait suivre de quelques notes empruntées à un auteur anglais dont le mémoire a été analysé dans les *Archives de tocologie* (1875). Cet auteur aurait vu aussi la rénovation de l'utérus marchant de l'extérieur vers l'intérieur, en sorte qu'elle serait toujours plus avancée vers la surface externe ou péritonéale que dans les couches internes qui avoisinent la muqueuse (Jenks) ; mais son examen n'a porté que sur un seul utérus.

Pour ce qui concerne la régénération de la muqueuse utérine après l'accouchement, nous ne saurions mieux faire que de reproduire les conclusions du professeur Robin (*Mém. de l'Acad. de méd.*, 1861, t. XXV), en faisant remarquer toutefois que ses examens ont porté sur des préparations obtenues par le raclage de la cavité utérine. Or, on sait que les surfaces épithéliales s'altèrent très-vite après la mort, et il peut y avoir là une cause d'erreur dans les résultats obtenus. Quoi qu'il en soit, c'est au savant histologiste français que nous devons tout ce que nous savons aujourd'hui des transformations de la muqueuse utérine à la suite de la fécondation et de la grossesse. C'est lui qui, le premier, a démontré la formation des caduques, et la naissance, au cours de la grossesse, d'une nouvelle muqueuse destinée à remplacer l'ancienne qui sera entraînée au moment de l'accouchement. Or, il résulte des recherches de M. Robin que la surface interne de l'utérus n'est jamais à nu. Au moment même qui suit l'accouchement, les fibres musculaires qui forment la couche interne sont tapissées par une muqueuse en voie de régénération. A partir du neuvième jour commencent à apparaître à la surface de cette jeune muqueuse des cellules épithéliales. Vers le vingtième ou le vingt-sixième jour cet épithélium, à cellules polyédriques, forme une rangée superficielle continue. Le tissu propre de cette muqueuse est encore mou, facile à enlever par le raclage ; sa trame est composée de cellules fusiformes pâles, entrecroisées dans toutes les directions. Ces corps fusiformes contiennent souvent des granulations graisseuses dans leur intérieur. La matière amorphe unissante est parsemée aussi de granulations graisseuses ; de nombreux vaisseaux capillaires, remplis de leucocytes, la parcourent.

Il faut soixante ou soixante dix jours pour que la muqueuse ait achevé de se régénérer.

Il y a une partie de l'ancienne muqueuse qui ne se trouve pas entraînée lors de l'accouchement ; c'est celle qui correspond à l'insertion du placenta, muqueuse inter-utéro-placentaire, sérotine (Robin). Elle forme à la face interne de l'utérus une plaque mamelonnée correspondant au point où les sinus utérins sont le plus développés, et dont le relief diminue à mesure que la muqueuse de nouvelle formation qui tapisse le reste de la cavité arrivera à son complet développement.

Chez certains mammifères, la vache et la brebis notamment, cette portion, qui correspond aux cotylédons maternels, ne s'atrophie jamais complètement. Et lorsqu'une nouvelle conception a lieu, elle se développe de nouveau.

Telles sont les opinions émises sur le travail d'involution utérine à la suite de l'accouchement.

Si la forme du processus est généralement acceptée, il n'en est pas de même des détails qui sont peu connus et très-discutables. Aussi la fixation exacte de sa durée est-elle impossible à établir actuellement. On évalue à deux ou trois mois le temps nécessaire à son achèvement régulier.

Examinons maintenant les conditions ordinaires de ce travail et les circonstances qui peuvent l'entraver. Forcément, nous laisserons plus d'un point dans l'ombre, et plus d'une question restera sans réponse ou ne recevra qu'une réponse très-hypothétique.

Deux points notamment sont à retenir dans l'étude que nous venons de faire des phénomènes de l'involution. L'utérus ancien disparaît en grande partie au moins, et un nouvel utérus se forme. Que la rénovation soit complète ou non, il importe peu. Ce qui est incontestable, c'est qu'elle se fait sur une très-large échelle. Laissons de côté, pour le moment, la question de la formation des éléments nouveaux qui renferme le plus de points obcurs. Nous savons que les vieux éléments disparaissent au moins en grande partie. Que deviennent-ils?

Une partie de ces éléments sont entraînés dans les lochies, le reste est repris par la circulation. Jetons un coup d'œil rapide sur ces phénomènes.

On sait que l'expulsion du fœtus est due en grande partie aux contractions musculaires de l'utérus. Aussitôt après l'accouchement, les fibres épuisées se relâchent temporairement, se reposent, puis bientôt se contractent de nouveau pour décoller et chasser le placenta. Cette contraction du muscle utérin a pour effet de rétrécir singulièrement le calibre des vaisseaux et de s'opposer à l'hémorrhagie ; en même temps qu'elle s'oppose à l'arrivée d'une nouvelle quantité de sang dans les parois de l'organe, elle chasse celui qui s'y trouvait déjà, soit au dehors, par les orifices des vaisseaux utéro-placentaires mis à nu, soit dans les plexus des parties latérales de l'utérus et de là dans le torrent général de la circulation. Il y a donc toujours issue au dehors d'une certaine quantité de sang au moment de la délivrance, même dans les conditions les plus favorables. Si la contractilité de la matrice est épuisée par suite d'un travail prolongé, l'obstacle naturel à l'hémorrhagie disparaît et il peut survenir une perte foudroyante. Si elle est insuffisante, il y aura encore une hémorrhagie plus ou moins grave. Enfin si elle diminue ou cesse au bout d'un certain temps, le même phénomène reparaîtra encore. Je n'ai pas à m'occuper des moyens à employer en pareil cas pour réveiller les contractions. Tous ou presque tous ont pour but de réveiller la contractilité utérine insuffisante ou absente. Ainsi, naturellement ou artificiellement, le muscle utérin exprime lui-même l'excès de sang qu'il contient. Tel est le premier phénomène local qui suit l'accouchement.

Dans les premières heures, et même dans les

premiers jours qui suivent la parturition, la surface interne de l'utérus laisse encore suinter une certaine quantité de sang. Les lochies rouges contiennent toujours une très-forte proportion de globules rouges, de globules blancs, tenus en suspension dans un liquide riche en albumine, puis des granulations moléculaires nombreuses et de l'épithélium plus ou moins altéré. C'est une sorte de *dégorgement* du tissu utérin qui se trouve en rapport avec la contractilité des fibres musculaires, et qui peut très-bien manquer ou être insuffisant si ces fibres manquent de ressort. (Leroux, de Dijon, cité par Cazeaux.)

Enfin les lochies perdent peu à peu ce caractère sanguinolent, deviennent séreuses, puis lactescentes. Ce changement de coloration est en rapport avec un changement de composition : la proportion des globules rouges diminue en même temps qu'augmente celle des globules blancs. Parmi ces globules blancs, les uns viennent du sang, mais il est probable aussi qu'un certain nombre viennent de la surface de la muqueuse en voie de régénération. En outre, à mesure que le liquide des lochies devient plus épais, il contient de nombreuses granulations moléculaires grisâtres et des leucocythes remplis de granulations graisseuses.

La durée de cet écoulement est très-variable. La moyenne est de 15 à 20 jours.

L'écoulement lochial est le seul phénomène appréciable qui accompagne la diminution de volume de l'utérus. Les exemples d'un écoulement lochial de très-courte durée ne sont plus à compter et l'on sait aujourd'hui que ce ne sont point là des cas défavorables. Il en est autrement d'un écoulement qui se prolonge au delà des limites ordinaires et qui ne peut être entretenu que par un vice de nutrition de l'organe. Nous aurons plus loin l'occasion de revenir sur ce fait.

L'allaitement diminuerait l'abondance et la durée des lochies. (Cazeaux.)

§ *De l'allaitement et de la montée du lait.* — L'allaitement est le complément naturel de la maternité. Pendant toute la durée de la grossesse, les mamelles se sont préparées à fournir un aliment au nouvel être, mais la sécrétion lactée ne s'établit pas au moment même de l'accouchement. Les glandes mammaires ne sécrètent encore à ce moment-là qu'un liquide jaunâtre, le colostrum, et le lait véritable n'apparaît que trois ou quatre jours plus tard. Assez souvent un mouvement fébrile apparaît à ce moment. On lui a donné le nom de fièvre de lait. Mais cette fièvre est-elle bien sous la dépendance de la fluxion mammaire? On l'a cru pendant longtemps, mais aujourd'hui cette opinion est généralement réjetée. (Lucas-Championnière, sur la Fièvre traumatique, 1872; Mém. de Chantreuil, dans *Arch. gén. de méd.* et *Clin.*, de Depaul (1872-76); Stoïcesco, *du Frisson dans l'état puerpéral* (1876). Stoltz dit qu'il peut y avoir une fièvre de lait, mais le plus souvent elle est due à la négligence que l'on met presque partout à appliquer l'enfant au sein de la mère sous prétexte qu'il n'y a pas encore de lait. La fièvre qui survient alors est symptomatique d'un véritable engorgement laiteux. (Stoltz, in *Dict. de méd. et de chir. pratiques*, art. *Couches*). M. Depaul, rapportant les conclusions du mémoire de M. Chantreuil, qui concordent avec l'opinion depuis longtemps professée par lui, dit que dans tous les cas où la fièvre a été signalée, elle a toujours pu être rapportée à autre chose qu'à la sécrétion lactée. Il est certain que lorsqu'on observe au moment de la montée du lait un mouvement fébrile de courte durée, et que, après comme avant, la santé de l'accouchée semble parfaite, on tend à admettre que la fièvre est sous la dépendance de la fluxion mammaire. Mais à cela les adversaires de la fièvre de lait peuvent opposer avec non moins de raison qu'aucune fonction de l'économie ne s'accompagne habituellement de fièvre; que beaucoup d'accouchées ne présentent pas de fièvre au moment de la montée du lait, et que dès lors le mouvement fébrile qu'on observe quelquefois à ce moment n'est pas lié nécessairement à la lactation. Si nombreux que soient les faits réunis par les partisans de la fièvre de lait, leurs adversaires pourront toujours objecter qu'ils ont eu affaire dans ces cas à une fièvre traumatique, car le traumatisme de l'accouchement et la plaie utérine existent dans tous les cas, ouvrant la porte aux accidents et laissant le champ libre aux interprétations.

Nous n'avons pas l'expérience suffisante pour prendre parti dans ce débat, mais les faits que nous avons observés nous placeraient plutôt dans le camp des adversaires de la fièvre de lait.

On a dit que la montée du lait arrêtait pour un

temps le travail de retrait. « Vers le 3e jour, dit Wieland (*loc. cit.*), on observe un temps d'arrêt dans la rétrocession de l'utérus, et ce temps d'arrêt correspond à la fluxion mammaire. »

En effet, nous avons pu constater cet arrêt de rétrocession 25 fois sur 45 cas, mais sur ce nombre il faut déjà retrancher 9 cas dans lesquels il y a eu des tranchées utérines plus ou moins violentes, car nous savons que cette circonstance seule modifie le retrait de l'utérus. Restent donc 16 cas sur 45, dans lesquels un retard dans le retrait a coïncidé avec la montée du lait, et 20 cas dans lesquels la fluxion mammaire a été sans influence. J'ajouterai qu'aucune des femmes chez lesquelles le retrait a été noté, n'a présenté de mouvement fébrile sérieux. Les faits positifs et les faits négatifs se balancent donc à peu près. Mais ils sont trop peu nombreux pour qu'on en puisse tirer des conclusions. De plus, leur valeur ne serait incontestable que si la courbe thermométrique avait été faite pour tous les sujets.

Dans les cas où cet arrêt dans régression a eu lieu, il a été de courte durée, — de 24 à 48 heures. — La montée du lait ne semble donc avoir qu'une influence légère sur le retrait de l'utérus, si tant est que cette influence existe.

Quant à l'influence possible de l'allaitement, je ne puis que la mentionner. Je ne possède pas d'observations qui puissent m'éclairer à ce sujet.

On a dit que l'allaitement favorisait le travail d'involution. Le cycle génésique, dit-on, doit se terminer normalement par l'allaitement avant qu'un autre recommence. Si les règles surviennent avant, si un cycle recommence avant que le premier soit terminé, il sera subintrant, et dès lors il y a anomalie. (Verniet-Litardière : Avantages matériels de l'allaitement maternel.)

En effet, les règles reparaissent généralement au bout de six semaines chez les femmes qui ne nourrissent pas. Le système utéro-ovarien est alors le siége d'un mouvement fluxionnaire qui peut être nuisible au travail régulier d'involution.

Si une nouvelle imprégnation a lieu, le désordre sera plus grand encore. De nouvelles imprégnations à courte échéance trouvent l'utérus et le maintiennent dans un état de subinvolution.... (Barnes) Nous possédons quelques observations qui viennent à l'appui de ce dernier point, où des grossesses rapprochées ont laissé l'utérus hypertrophié et douloureux, et où des avortements sont survenus qu'on peut attribuer dans une certaine mesure aux troubles de nutrition dont l'utérus étaitdevenu le siége.

CHAPITRE II.

DE L'INVOLUTION A LA SUITE DE L'AVORTEMENT.

On voit, en somme, d'après l'étude à laquelle nous venons de nous livrer, que la question de l'involution utérine à la suite de l'accouchement régulier est loin d'être complètement connue. La complexité du problème est une des raisons de notre ignorance à ce sujet; aussi ne doit-on pas s'étonner si nous sommes moins avancés encore au sujet du travail qui suit l'avortement. En effet, la fausse couche est un acte morbide dont les conditions sont extrêmement nombreuses. Il n'entre pas dans le plan de notre étude de les signaler, mais nous devons faire remarquer combien il est difficile de les apprécier exactement, et dès lors combien il serait hasardeux d'exprimer une opinion absolue sur les causes qui influencent dans ce cas le travail rétrograde de l'utérus. Du reste, il ne semble pas que l'attention des observateurs ait été fixée sur ce point, et quand nous avons entrepris ces recherches, grande a été notre surprise en voyant que cette question était à peine effleurée même dans les Traités de médecine légale. Je n'ose pas dire qu'il n'existe aucuns documents réunis sur ce point particulier, mais je n'en connais pas.

« La preuve anatomique de l'avortement disparaît en peu de jours. Si l'on compte environ six semaines (?) pour le retour des organes à l'état normal après l'accouchement, cette période est d'autant plus courte que l'avortement a lieu à un moment plus rapproché de la conception. » (Tourdes, in *Dict. encycl. art. Avortement*). Dans la monographie du professeur Tardieu, les lésions anatomiques observées à la suite de l'avortement sont décrites avec soin. Mais l'auteur a été surtout préoccupé de trouver les traces de manœuvres criminelles bien plus que d'étudier l'état anatomique de l'organe. Enfin, dans nos Traités classiques, la question n'est pas même soulevée. Pourtant l'attention a toujours été portée sur les suites de l'avortement. Le pronostic serait plus grave que celui de l'accouchement. Telle est l'opinion ancienne professée depuis Hippocrate. Aujourd'hui on fait à cet égard des restrictions. Les suites immédiates seraient moins graves, dit Cazeaux, mais les suites éloignées plus fâcheuses. Je ne puis entrer dans la discussion des circonstances qui font varier ce pronostic, et je relève seulement ce fait signalé partout: qu'un avortement prédispose à des avortements consécutifs, et que les maladies chroniques des organes génitaux sont plus nombreuses chez les femmes qui ont eu de nombreux avortements que chez celles qui n'ont eu que des accouchements à terme. Tout en faisant la part des affections diathésiques qui prédisposent aux avortements, il y a lieu de se demander si l'état local ne doit pas entrer aussi pour une très-large part dans les avortements consécutifs, et si l'état anatomique de l'utérus à la suite d'une première fausse couche est bien favorable à l'évolution d'une nouvelle grossesse? En d'autres termes, l'utérus, à la suite d'un premier avortement, revient-il assez exactement à son état normal pour être apte à se développer régulièrement lors d'une nouvelle imprégnation? Il me semble que la recherche de ce problème est très-intéressante et féconde en enseignements utiles. Je ne possède pas d'examen anatomique d'utérus à la suite d'avortement, qui me permette de dire si l'involution se fait aussi régulièrement qu'après un accouchement à terme. Mais j'ai pu suivre dans quelques cas le retrait de l'utérus à la suite de fausses couches survenues à une époque assez éloignée de la grossesse, et il m'a semblé que, dans ces différents cas, le retrait était moins rapide que dans les conditions ordinaires.

Dans ces conditions, et avec des faits aussi peu nombreux, je me garde de conclure. *Rationnellement*, il me semble que l'involution est moins préparée dans l'avortement que dans l'accouchement à terme. L'utérus est moins développé, il est vrai, et il a moins à faire pour revenir à son volume antérieur. Mais les fibres musculaires sont alors en pleine période de développement, tandis que dans l'accouchement à terme, ce développement est achevé, et déjà l'on trouve certaines fibres musculaires infiltrées de granulations graisseuses (Kölliker). La muqueuse du nouvel utérus dont le développement est déjà si avancé au moment de l'accouchement à terme, ne fait que commencer à paraître au quatrième mois de la grossesse, et le revêtement interne du nouvel utérus sera d'autant moins préparé que l'avortement aura lieu à une époque plus rapprochée de ce terme. A côté de ces arguments, tirés de ce que nous connaissons de l'involution naturelle, se placent d'autres raisons tirées de l'avortement en luimême. Les causes qui l'ont déterminé peuvent être toutes locales et continuer leur action nuisible sur l'organe après l'expulsion du fœtus. L'œuf peut avoir été expulsé d'une façon incomplète. Quelquefois des fragments placentaires persistent à vivre après la chute de l'embryon. Ce ne sont pas là des conditions favorables à un travail d'involution régulier. Aussi, tout en n'accordant à ce *raisonnement* qu'une valeur *rationnelle*, je crois que le retour de l'utérus à l'état normal à la suite d'un avortement est plus difficile et plus lent qu'après un accouchement à terme. Nous verrons, du reste, dans un instant, en étudiant les accidents de l'involution, que les mêmes conditions qui l'entravent après l'accouchement à terme se présentent fort souvent aussi à la suite de l'avortement, nouvel argument en faveur de notre manière de voir.

CHAPITRE III.

DES ACCIDENTS DE L'INVOLUTION.

Nous avons suffisamment insisté, à plusieurs reprises dans le cours de notre travail, sur la difficulté de fixer les limites qui séparent l'acte physiologique de l'acte morbide pour n'y pas revenir encore. Les limites que nous avons données sont des moyennes et n'ont pas d'autre prétention. Il est des cas où le retrait de l'utérus est un peu moins rapide sans qu'on puisse dire que déjà le travail se fait mal. Mais il en est d'autres où ce travail paraît manquer complètement. Ce sont eux qu'il faut prendre pour type. Puis viennent les cas où il n'y a qu'un temps d'arrêt plus ou moins prolongé, où le retrait se fait assez régulièrement, mais où l'involution proprement dite peut rester incomplète.

Il est difficile d'attribuer tous ces défauts d'involution à des causes autres que des troubles circulatoires. Nous avons vu en effet que les matériaux usés du vieil utérus avaient deux voies éliminatoires, qu'ils pouvaient être entraînés au dehors par les lochies ou bien dans le torrent circulatoire général par les vaisseaux centripèles de l'utérus. Et faute de moyen de contrôle, nous avons été forcé d'admettre une sorte d'équilibre entre ces deux voies, la circulation pouvant être plus active lorsque les lochies étaient moins abondantes. Mais il n'est point rare de voir les lochies diminuer ou se suspendre lorsque la circulation utérine est entravée. De là vient qu'on a attribué pendant longtemps les accidents graves qui surviennent chez les nouvelles accouchées à la résorption de cet écoulement physiologique. Les troubles circulatoires ont donc une prépondérance marquée dans les défauts de retrait de l'utérus. En effet, c'est dans les cas de phlébite ou de lymphangite qu'on les observe surtout, et si les accidents entraînent la mort à une époque peu éloignée de l'accouchement, on trouve à l'autopsie des utérus mesurant de 14 centimètres à 18 ou 20 centimètres, ainsi que nous avons pu le constater plusieurs fois ; le tissu utérin est mou, infiltré de sucs, engorgé en un mot. En même temps se rencontrent du pus dans les lymphatiques des bords, et quelquefois des faces de l'organe, ou bien des caillots ramollis, un pus brunâtre dans les sinus utérins. A un degré moins avancé, on observe encore un arrêt dans la rétrocession de l'utérus, en même temps qu'éclatent les phénomènes d'invasion de la lymphangite. Puis peu à peu on voit se développer des inflammations de voisinage soit dans les ligaments larges, soit dans les annexes de l'utérus et dans le péritoine du petit bassin, et il arrive souvent que l'utérus se trouve alors englobé dans une tuméfaction plus ou moins considérable qui ne permet plus d'apprécier exactement son volume ; puis lorsque la résolution de ces tumeurs se produit ou lorsque la suppuration s'en empare, on trouve, des semaines, et quelquefois des mois entiers après l'accouchement, le fond de l'utérus élevé de 6 ou 8 centimètres au-dessus de la symphyse pubienne, sans que la situation du col soit sensiblement modifiée. Peu à peu, dans les cas favorables, la résolution continue, les engorgements de voisinage disparaissent, l'utérus reprend graduellement sa mobilité et revient à son volume normal. Ces cas sont évidents, palpables, parce que l'arrêt d'involution débute au moment où l'utérus est très-appréciable à la main, où son retrait peut être suivi de jour en jour. Mais nous savons que ce temps de retrait représente une très-faible partie du travail d'involution.

En dehors de ces cas, peut-on affirmer que le travail de régression et de réparation marche régulièrement ? Je ne le crois pas. Il se peut que la nutrition de l'organe soit imparfaite sans que nous ayons le moyen de le constater cliniquement. Il est même probable que le travail d'involution insensible qui dure au moins deux ou trois mois dans les conditions ordinaires, dure bien plus longtemps sous l'influence de conditions défavorables que nous pouvons prévoir, mais qu'il serait trop long d'énumérer. Les troubles circulatoires que nous avons rencontrés au début du retrait de l'utérus peuvent se reproduire ou se manifester seulement longtemps après que l'utérus n'est plus accessible à nos moyens d'exploration. Les mêmes causes se reproduisant à quelque moment que ce soit de la période d'involution, auront toujours pour effet un retard, un ralentissement dans le travail. Il est hors de contestation que la cause la plus légère capable d'amener un trouble dans la circulation de l'utérus produira des effets plus sensibles pendant toute la période de transformation. Or, si nous examinons maintenant les conditions dans lesquelles se produisent les troubles d'involution, nous verrons : que les cas de lymphangite ou de phlébite graves sont en somme assez rares, même dans un service hospitalier. Sur environ 1,300 accouchements observés en dix-huit mois, dans le service de M. le

Dr Siredey (1876 et le 1er semestre 1877), je note 18 cas de lymphangite morbide et 5 cas de phlébite.

Les cas moins graves de lymphadénite péri-utérine me semblent incomparablement plus fréquents. Malheureusement, je ne puis fournir de statistique à cet égard. Un assez grand nombre se sont offerts à notre observation dans le courant de l'année, mais la plupart nous arrivaient de la ville. C'étaient des femmes accouchées dans d'autres services hospitaliers ou même chez elles, qui étaient sorties prématurément ou qui avaient été prises de douleurs au bout de quelques jours.

Enfin, chez un grand nombre de femmes examinées à la consultation ou observées dans le service, chez lesquelles l'utérus était resté gros, douloureux, engorgé, il m'a été souvent possible de remonter jusqu'au début de la maladie, et de retrouver quelques-unes des causes auxquelles il est permis d'attribuer légitimement les retards d'involution. Ces faits sont nombreux, mais il m'est absolument impossible d'établir une proportion entre ces cas et ceux que j'ai mentionnés plus haut. Je les crois plus fréquents et j'en donnerai bientôt les raisons, mais je ne crois pas qu'il soit possible d'établir de statistique à leur égard. Ainsi, pour nous, les troubles d'involution seraient infiniment plus nombreux à mesure qu'on s'éloigne de l'accouchement, et leur gravité absolue serait dans un rapport inverse. Un certain nombre de femmes sont prises dans les quelques jours qui suivent l'accouchement de lymphangite ou de phlébite, et meurent. L'utérus n'a pas de retrait.

D'autres, après s'être relevées et avoir repris pendant

quelques jours leurs travaux habituels, sont forcées de reprendre le lit. Le travail d'involution s'interrompt pour un temps difficile à évaluer, puis reprend son cours à un moment donné. Enfin, un très-grand nombre de femmes, après avoir eu des couches sensiblement régulières, reprennent leur vie habituelle, mais sans retrouver leur santé antérieure. Des troubles utérins légers d'abord se manifestent, et longtemps après seulement les forcent à venir réclamer des soins. L'involution utérine, entravée chez elles à une époque plus éloignée que dans les cas que nous avons mentionnés plus haut, ne s'est jamais accomplie. Ces cas seront étudiés dans la seconde partie de notre travail.

Les premiers se passent pour ainsi dire sous nos yeux : ils ont une marche et une physionomie propre dont l'interprétation ne fait plus doute aujourd'hui. Leurs lésions sont connues, et la fièvre puerpérale est morte sous les coups répétés des anatomo-pathologistes. (Voir Clinique médicale de la Pitié, Béhier, 1864.) Lymphatiques utérins et lymphangite utérine, Lucas Championnière, 1870 ; et un second travail du même auteur publié sur le même sujet en 1873 dans *Archives de Tocologie.*) (Siredey. La fièvre puerpérale n'existe pas, dans *Annales de Gynécologie*, 1875.) Et les travaux de mes anciens collègues et amis inspirés par le même maître et dont les matériaux ont été recueillis dans le même service : Lymphatiques utérins et Parallèle entre la lymphangite et la phlébite utérines, J. Fiouppe, 1876 ; De la lymphadénite péri-utérine, Auger, 1876.

Il n'en est pas de même des derniers. Nous verrons quelle obscurité les entoure encore, mais du rapprochement et de la comparaison entre ceux-ci et ceux-là, nous pourrons peut-être tirer quelques éclaircissements.

Un mot donc sur la physiologie pathologique et l'étiologie des troubles d'involution qui surviennent immédiatement à la suite de l'accouchement.

Déjà, je suis revenu à plusieurs reprises sur le développement énorme qu'acquièrent les vaisseaux du système utérin pendant la grossesse, mais je n'ai fait aucune mention spéciale pour les lymphatiques. Ce sont là pourtant les vaisseaux absorbants par excellence, et il est indiscutable qu'une large part leur revient dans la résorption du tissu utérin. L'inflammation des lymphatiques ou des veines explique donc suffisamment l'arrêt d'involution.

La généralisation ou la persistance de ces lésions en explique la durée. Enfin les inflammations de voisinage agissent dans le même sens, en déterminant encore soit un afflux de sang plus considérable dans le système, soit en retardant le courant centripète.

Dans l'accouchement le plus régulier, le plus simple, il y a toujours une attrition plus ou moins considérable du col utérin. Toujours aussi il existe une dénudation de la face interne de l'utérus au niveau de l'insertion du placenta, là précisément où les lymphatiques sont le plus développés. Mais les lésions produites par l'acte physiologique ne se bornent pas toujours là. Souvent le col est fendu dans toute la hauteur de sa portion vaginale, souvent oncore il est déchiré en plusieurs points; souvent enfin des déchirures de la vulve et du périnée ont lieu, et comme les lymphatiques du vagin et du col de l'utérus s'anastomosent largement, l'inflammation peut se propager des uns aux autres. Or, tant que dure la réparation de ces lésions, aussi longtemps est possible la naissance d'une lymphangite. De plus, le défaut de soins de propreté suffisants, le séjour dans l'utérus de débris du placenta ou de membranes, sont encore des conditions favorables au développement d'une inflammation. Enfin, il faut tenir compte du milieu où séjourne l'accouchée. Je ne cite que pour mémoire les manœuvres obstétricales qui peuvent être nuisibles de deux façons, soit parce qu'elles sont malhabiles et qu'elles déterminent par elles seules des lésions, soit qu'elles introduisent dans l'utérus des éléments infectieux susceptibles d'être absorbés.

Toutes ces causes agissent localement. Loin de moi la pensée de prétendre que l'état général de l'accouchée n'entre pas pour une large part dans le développement des accidents ou dans leur gravité, mais je n'ai pas à le discuter ici.

Il est facile de voir que les lésions que nous venons d'incriminer comme ouvrant une porte à l'infection, peuvent se rencontrer tout aussi bien à la suite de l'avortement que de l'accouchement à terme.

Même dénudation de la face utérine au niveau de l'insertion placentaire, fréquence plus grande d'un séjour prolongée de débris de l'œuf à l'intérieur de l'utérus ; on voit que l'avortement expose la femme aux lymphangites consécutives ou aux phlébites tout autant que l'accouchement à terme.

Heureusement, avons-nous dit, ces lymphangites et ces phlébites au début de la période d'involution sont relativement rares. A quoi tient cette rareté ? Aux soins dont la nouvelle accouchée est l'objet, aux précautions qu'on lui fait prendre, au repos qu'on l'oblige à garder. Il arrive malheureusement trop souvent que ces précautions sont insuffisantes à éloigner le danger, mais il est impossible de méconnaître qu'elles en diminuent singulièrement les chances.

En effet, dans quelles conditions voyons-nous se développer plus tardivement les lymphangites et les phlébites ? Chez quelles femmes les observons-nous ? Précisément chez celles à qui ces soins, ces précautions, ce repos ont manqué trop tôt, c'est-à-dire avant la réparation des tissus. Il suffit de parcourir nos observations pour s'en convaincre.

Enfin, en dehors de ces arrêts d'involution manifestes parce qu'ils sont précoces, et dont l'étiologie est si claire, n'y en a-t-il pas d'autres plus obscurs, parce qu'ils sont plus tardifs, et dont la cause est encore un trouble circulatoire moins aigu, mais tout aussi net ? C'est ce que nous verrons dans la deuxième partie.

DEUXIÈME PARTIE

De l'engorgement utérin

La dénomination que nous adoptons est bien vieille et presque rejetée du langage médical actuel à cause de l'abus qu'on en a fait. Nous croyons cependant devoir la reprendre pour l'appliquer aux cas que nous avons en vue, attendu que nulle autre n'exprime mieux l'état anatomique dont nous avons entrepris l'étude.

Nous venons de voir que le travail d'involution utérine pouvait être troublé et enrayé dès le début, et dans ces différents cas, les lésions primitives, ainsi que nous l'avons montré, portent sur le système vasculaire de l'organe, souvent secondairement sur ses enveloppes, et l'état anatomique du parenchyme n'est que la conséquence de celles-ci. Cet état de subinvolution n'est donc pas une inflammation parenchymateuse, et le terme de métrite lui convient mal.

L'engorgement, au contraire, désigne « une augmentation de volume, et souvent de consistance, caractérisée par l'interposition aux éléments anatomiques d'une matière amorphe, demi-solide ou liquide, incolore ou blanchâtre, ce qui est dû à ce qu'elle tient alors en suspension des granulations moléculaires généralement graisseuses » (Littré et Robin). Il est impossible de décrire plus exactement l'état anatomique de l'utérus tant que dure le travail régulier d'involution. De plus, « l'engorgement est précédé, puis accompagné de la distension des vaisseaux sanguins et lymphatiques de cet organe. » (*Loc. cit.*) En d'autres termes, le ralentissement de la circulation en retour est une des causes, puis des lésions concomitantes de l'engorgement.

Nous trouvons donc dans cette définition classique toutes les circonstances et les lésions qu'on rencontre sur l'utérus en état de subinvolution. Nous irons même plus loin : cette définition renferme une partie du pronostic de la maladie. En effet, au début, c'est un trouble de circulation qui détermine le retard d'involution ; plus tard, le défaut de consistance de l'organe et sa situation déclive favoriseront à leur tour la congestion passive de l'utérus, et sa nutrition se trouvera ainsi modifiée pour un temps indéterminé, mais nécessairement fort long si des conditions favorables ne se trouvent pas réunies autour de la malade.

Mais n'anticipons pas. Suivons pas à pas la maladie pour assister à son évolution.

A l'état physiologique, la circulation en retour l'utérus s'accomplit déjà dans des conditions assez défavorables : déclivité de l'organe sur lequel porte, chaque effort, le poids des viscères abdominaux ; absence de valvules dans le système veineux ; absence de paroi musculaire propre des veines ; absence de contractions musculaires propres à l'organe qui favorisent la progression du sang. Dans ces conditions, il semble que la congestion passive devrait s'établir facilement dans le système circulatoire de l'utérus. Il n'en est rien pourtant. A l'état normal, le tissu de l'utérus, ferme et dense, soutient énergiquement les parois vasculaires et s'oppose à leur distension, mais supprimez cette résistance du tissu propre. A la place du tissu embryo-plastique étroitement feutré, mettez des fibres musculaires en voie de dégénérescence graisseuse et dissociées déjà par une infiltration granuleuse. Au lieu de veines étroites et filiformes, supposez de larges sinus veineux anastomosés à plein canal ; en un mot, à l'utérus normal substituez l'utérus en voie de régression, et vous trouverez réunies les conditions les plus favorables à l'établissement d'une congestion passive. Aussi, tant que dure la période d'involution, l'utérus est-il en état d'imminence morbide, et telle cause insignifiante dans les conditions ordinaires deviendra à ce moment le point de départ d'une maladie longue et rebelle.

M. J. Lucas-Championnière après avoir mis en évidence dans un premier mémoire l'importance de la circulation lymphatique dans l'utérus pendant la grossesse et après l'accouchement, est revenu une seconde fois sur ce sujet dans un travail inséré dans les *Archives de tocologie* (Les lymphatiques utérins et leur rôle dans la pathologie utérine, 1875). Il a relevé, comme impropre, la dénomination de métrite appliquée à une foule de lésions qui n'ont en réalité rien d'inflammatoire, et il regrette qu'on n'ait pas conservé le mot d'engorgement pour désigner tous les états anatomiques dans lesquels la congestion passive joue un si grand rôle. Engorgement ne signifierait pas seulement pour lui retard ou arrêt de la circulation veineuse, mais aussi arrêt ou retard dans la circulution lymphatique. C'est en nous plaçant au même point de vue que nous adoptons aussi cette dénomination.

Pour les cas que nous avons mentionnés dans la première partie, la pathogénie de l'arrêt d'involution n'est pas discutable. Mais en dehors même de ces cas de phlébite ou de lymphangite manifestes, ne peut-on supposer une foule de circonstances où la circulation en retour sera troublée dès le début, où la maladie naîtra insidieusement, mais bien manifestement aussitôt après l'accouchement? Prenons le cas le plus simple et le plus fréquent :

Qu'une nouvelle accouchée se lève au bout de trois ou quatre jours, et reprenne dès ce moment sa vie ordinaire, comme cela se voit si souvent, le dégorgement de l'utérus au lieu de se faire régulièrement, s'accomplira mal, ou même ne s'accomplira pas du tout. Outre que la femme sera exposée aux complications ordinaires du traumatisme utérin, la circulation en retour entravée au moment où elle aurait précisément besoin d'être plus active, s'accomplira mal, et bientôt un sentiment de pesanteur au bas-ventre, des tiraillements vers les aines ou vers les reins, se manifesteront, indiquant dès le début une augmentation de poids de la matrice. Et si l'on nous objecte que bien des femmes se relèvent promptement sans éprouver de fatigue et de malaise, nous répondrons que la même cause ne détermine pas les mêmes effets chez tous les individus. Tous les gens qui s'exposent au froid ne contractent pas une pneumonie, et cependant il est hors de doute que le froid est la principale cause de l'inflammation du parenchyme pulmonaire.

Ces désordres utérins peu marqués d'abord, ne sont

pas inaperçus, mais ils ne fixent pas l'attention, ou bien la malade, obligée par les nécessités de sa situation de s'occuper de travaux plus ou moins pénibles, passe outre et ne se soigne pas, ou elle ne reprend le lit que si les souffrances sont trop vives. Mais ce n'est pas là le cas le plus fréquent. S'il ne naît pas, outre la congestion utérine, des troubles inflammatoires du côté des annexes, il n'y a pas de réaction, ou bien il n'existe qu'une réaction légère. Puis on voit quelquefois l'écoulement lochial se prolonger au delà des limites ordinaires, ou bien si les lochies se tarissent, un écoulement muco-purulent persiste mélangé de temps à autre de quelques gouttes de sang. Selon que les règles reviennent plus ou moins tôt, la congestion active dont l'utérus est le siége à chaque époque menstruelle, ajoute à la pesanteur habituelle ressentie par les malades, et le plus souvent les époques sont marquées par une augmentation des symptômes habituellement ressentis. A l'état normal, la congestion menstruelle se juge d'elle-même. L'évacuation des règles au dehors peut être considérée comme critique, et s'il n'y a pas eu fécondation, l'utérus revient à son état antérieur. Sur un utérus en involution, les choses ne se passent pas tout à fait ainsi. L'organe impuissant à réagir contre la congestion passive dont il est le siége, réagit mal encore contre la congestion menstruelle, et chaque époque semble apporter une augmentation des troubles circulatoires. Souvent alors on voit survenir soit une durée anormale des règles, soit leur retour plus fréquent; les époques avancent généralement, et, fait à noter, l'écoulement muco-purulent intercalaire ne cesse pas. Enfin, dans bon nombre de cas, les troubles de nutrition se révèlent d'une façon encore plus significative ; des métrorrhagies ont lieu dans l'intervalle des règles, peu abondantes d'abord, puis s'aggravant graduellement. Au début, l'écoulement habituel est de temps en temps, à la suite de fatigues, légèrement teinté de sang ; puis des pertes véritables ont lieu ; puis enfin toute régularité dans les époques disparaît, la femme est presque continuellement dans le sang.

Ces désordres ne s'établissent pas rapidement, dans la plupart des cas du moins. C'est souvent *par années* que se compte la durée de la maladie, et pour retrouver son début, il faut remonter très-loin. En effet, les femmes qui viennent réclamer des soins à l'hôpital, et surtout celles qui viennent pour des maladies utérines, ne s'y décident le plus souvent que lorsqu'elles sont à bout de forces ou de ressources, lorsque leur travail leur est devenu impossible. A ce moment, la santé générale est déjà gravement compromise. Toutes ces femmes sont chloro-anémiques. Elles se plaignent de palpitations, de dyspepsie, d'un épuisement général. Les phénomènes locaux qu'elles accusent varient considérablement en intensité. Outre les sensations de pesanteur habituelle du périnée, les tiraillements inguinaux et lombaires, la constipation opiniâtre et les douleurs dans la défécation, qui sont communs à tous les malades, on trouve encore, selon les individus, des névralgies iléo-lombaires avec leurs points caractéristiques très-nettement accusés : souvent des manifestations hystériques, des élancements douloureux dans la matrice, quelquefois de véritables douleurs expulsives analogues à celles de l'accouchement : ou bien une sensation de chute de la matrice, surtout au moment de la défécation ou pendant la marche ; du ténesme anal ou vésical ; les désirs sexuels sont souvent nuls ; les rapports pénibles, quelquefois douloureux, même impossibles, ou déterminant à chaque fois des pertes plus ou moins abondantes.

Tel est le tableau général des troubles fonctionnels et sympathiques que nous avons rencontrés maintes fois dans les cas d'engorgement utérin ou de subinvolution utérine. Nous devons ajouter que souvent aussi les malades ont eu souvent, de temps à autre, des exacerbations douloureuses avec une poussée fébrile qui les a tenues arrêtées un certain temps. Ces exacerbations tiennent moins à des changements anatomiques survenus dans le parenchyme même de l'utérus, qu'à des inflammations des annexes ou des ligaments larges, et il ne nous répugne nullement d'admettre que dans ces cas, c'est encore par la voie des vaisseaux lymphatiques que se propage la maladie. En d'autres termes, les périmétrites qui accompagnent si souvent l'engorgement utérin ne seraient que des lymphangites nées des ulcérations du col utérin ou des fongosités de la muqueuse utérine. Nous regrettons de ne pouvoir donner la confirmation anatomique de ce fait, mais au point de vue clinique ces périmétrites tardives présentent la plus grande analogie avec les lymphangites utérines observées immédiatement après les couches. Si elles se terminent plus rarement par la suppuration, si l'inflammation se propage moins souvent à tout le péritoine que dans les cas de lymphangite consécutifs à l'accouchement, nous pensons qu'il ne faut voir là qu'une différence dans l'état général de la malade. L'état puerpéral seul fait la gravité des premières.

Abordons maintenant l'étude des phénomènes objectifs. La palpation du ventre seule fournit généralement peu de renseignements. L'épaisseur des parois abdominales oppose souvent un obstacle à la palpation profonde ; dans d'autres cas, c'est leur tension et leur résistance ; enfin, souvent encore, la paroi abdominale se défend parce que le palper détermine de la douleur. C'est déjà là un signe rationnel d'une lésion profonde.

L'inspection des parties génitales externes ne vous apprend le plus souvent rien de spécial. Les écoulements vulvaires sont très-variables, tantôt purulents, tantôt sanguinolents, tantôt ils manquent.

Au toucher, on constate le plus souvent une augmentation de volume du col plus ou moins accusée ; le col est mou, souvent déchiré, l'orifice largement ouvert et ses bords granuleux, quelquefois même fongueux. Il n'est pas rare que l'extrémité de la phalange unguéale puisse y pénétrer. Rarement le col a conservé sa situation normale ; souvent il est abaissé et plus souvent encore dévié, ce qui tient à des déviations du corps de la matrice. Le plus souvent aussi, les mouvements qu'on cherche à lui imprimer sont douloureux. Les culs-de-sac sont tantôt libres, tantôt empâtés. Très-fréquemment, on constate en avant ou en arrière, et plus souvent dans ce dernier sens, la présence d'une tumeur arrondie, dure et douloureuse, qui n'est autre que le corps de la matrice.

Enfin, l'utérus a quelquefois subi en totalité un mouvement de translation qui le porte vers l'une ou l'autre des parois latérales du bassin, si bien que dans ce cas le cul-de-sac correspondant a disparu plus ou moins complètement.

En combinant le palper au toucher, on arrive assez souvent à constater approximativement l'augmentation de volume de la matrice dont le fond remonte assez souvent à 6 ou 8 centimètres au-dessus de la symphyse pubienne. C'est également par ce moyen qu'on peut arriver à reconnaître plus exactement le sens de la déviation utérine. Ces manœuvres, possibles et même faciles dans un certain nombre de cas, doivent être proscrites lorsqu'il existe des phénomènes aigus. A plus forte raison en dirons-nous autant de l'emploi du spéculum.

Avec le spéculum, il arrive fréquemment qu'on ne réussisse pas à bien saisir le col du premier coup, soit à cause de sa fixation dans une situation anormale, soit à cause de son volume. Quand le col se présente bien dans le champ de l'instrument, l'œil peut vérifier et confirmer les signes fournis par le toucher. Outre l'augmentation de volume, la dilatation de l'orifice, ses érosions ou ses fentes, on constate une coloration rouge violacée dont l'intensité varie légèrement. Assez souvent, des marbrures vasculaires et quelquefois de véritables varicosités se dessinent dans l'épaisseur de la muqueuse. L'écoulement fourni par l'orifice cervical est le plus souvent très-abondant, tantôt muco-purulent, tantôt mélangé de sang, et, lorsqu'on l'essuie, on détermine facilement de petites hémorrhagies qui proviennent des érosions des bords de l'orifice ou des bourgeons charnus qui l'entourent.

Bien que l'emploi du cathéter utérin doive être proscrit à titre de méthode générale, il peut arriver qu'on soit forcé d'y avoir recours pour déterminer la véritable direction de l'axe utérin ou pour juger de l'ampliation de la cavité utérine. Alors l'instrument pénètre facilement, la cavité cervicale étant très-élargie, et il pénètre souvent à une longueur de 8, 10 et même 12 centimètres. Souvent cette manœuvre détermine aussi une petite hémorrhagie, malgré les précautions employées, ce qui tient à un véritable état fongueux de la muqueuse utérine. Le simple passage de l'instrument, même lorsqu'il est conduit par une main exercée, détermine facilement la rupture des vaisseaux sanguins des bourgeons charnus.

Tels sont les phénomènes que nous avons observés; tel est leur enchaînement : la période d'involution utérine est toute favorable à l'établissement d'une congestion passive; la congestion passive développée sur un utérus en voie de régression détermine l'engorgement de l'organe. Il n'y a pas là une inflammation parenchymateuse, mais bien un simple désordre de nutrition, un arrêt d'involution.

Cette phase de la maladie correspond à la période d'infiltration ou de ramollissement de la métrite parenchymateuse des auteurs. Quant aux désordres anatomiques assignés par eux à la maladie, ils correspondent exactement au vice de nutrition que nous signalons et peuvent se résumer en deux mots : dégénérescence graisseuse et congestion passive.

Si l'opinion que nous défendons est vraie, si véritablement l'engorgement n'est qu'un arrêt d'involution, le jour où cet engorgement disparaîtra, l'involution pourra reprendre son cours interrompu. Or, c'est bien ainsi que la maladie passe à la seconde période, stade d'induration des auteurs. En effet, en même temps que la congestion passive disparaît, un processus formatif, caractérisé par l'apparition en grand nombre d'éléments embryo-plastiques et même de fibres musculaires (Scanzoni), prend peu à peu la place du processus régressif que nous signalions à l'instant.

Scanzoni a décrit la présence simultanée sur des utérus atteints de métrite chronique (et la métrite chronique n'est pas autre chose que l'affection à laquelle nous donnons le nom d'engorgement) de parties ramollies ou en voie de dégénérescence, et de parties indurées ou en voie de réparation. Ces dernières envahissent graduellement tout l'organe.

Cette seconde phase de la maladie, dite par les auteurs phase d'induration ou de sclérose, et qui mériterait mieux, croyons-nous, le nom de phase de réparation, pour l'opposer au stade de régression du début, ne s'établit pas d'emblée. La congestion passive et l'engorgement qui en est la suite ont mis souvent des années à s'établir, ou du moins nous ne voyons guère que des maladies portant des lésions anciennes. Mais une fois établie, la congestion passive est rebelle, et il faut du temps pour qu'elle disparaisse et permette à la nutrition de l'organe de reprendre ses conditions ordinaires.

D'après ce que nous avons vu, l'engorgement, loin de tendre à la guérison, tend à l'aggravation et, ainsi que nous l'avons déjà dit, les malades ne commencent guère à se traiter sérieusement que quand la maladie est ancienne et leur rend impossible le travail habituel. Le traitement que nous avons vu prescrire par M. Siredey est simple : il consiste surtout dans l'emploi des émissions sanguines locales, ayant pour but de décongestionner l'utérus, et dans le repos. Mais dans le nombre des malades qui viennent à la consultation de l'hôpital, un petit nombre seulement peuvent ou veulent suivre la seconde partie du traitement qui est essentielle. Il en résulte que les émissions sanguines ne produisent pas tout l'effet attendu. Au contraire, lorsque ces femmes entrent à l'hôpital et y séjournent, on assiste à la décongestion graduelle de l'utérus, et l'on voit peu à peu commencer la phase de réparation.

Nous avons pu suivre ainsi plusieurs femmes dont la maladie s'est modifiée sous nos yeux. C'est en s'adressant aux principaux éléments de la maladie, fongosités de la muqueuse et métrorrhagies, vascularisation anormale du col, qu'on peut espérer le succès. Peu à peu les hémorrhagies utérines diminuent et cessent. Le col perd sa coloration violacée, sa mollesse. Les ulcérations se cicatrisent, les érosions se recouvrent d'épithélium, et, au bout d'un certain temps, l'induration du col et son anémie relative succède au ramollissement et à la congestion.

M. Siredey emploie contre les fongosités de la muqueuse utérine la cautérisation directe au moyen du crayon au nitrate d'argent, et contre la congestion passive générale, les scarifications directes du col. Or, ce moyen qui donne lieu, aux premières séances, à une émission sanguine abondante, ne fournit plus au bout d'un certain temps qu'une émission insignifiante, et enfin il arrive un moment où le col ne saigne plus du tout sous le bistouri. Généralement les métrorrhagies ont cessé longtemps avant que la congestion ait disparu. A leur place, il n'existe plus qu'un écoulement muco-purulent dont la purulence diminue graduellement, et qui finit par devenir lui-même insignifiant.

A ce moment, l'utérus est encore gros, mais, à part ce point, les phénomènes anciens ont complètement changé. Il est fort probable qu'au moment où le col a repris sa consistance ordinaire, le tissu de l'utérus entier n'est pas encore revenu à son état normal, et ce qui tend à démontrer ce fait, c'est que souvent encore des malades sorties de l'hôpital très-améliorées et qui reprennent au dehors la vie ordinaire, reviennent au bout d'un certain temps, accusant des douleurs analogues à celles qui avaient déterminé une première fois leur entrée à l'hôpital. De nouveau, il faut alors avoir recours au traitement décongestif, mais il est assez fréquent que le col ne donne plus de sang après les scarifications. Le corps de l'utérus est encore congestionné et engorgé, après que le col ne l'est plus. C'est alors que des cautérisations *profondes*, au fer rouge (ignipuncture), amènent assez promptement une modification favorable dans la nutrition de l'organe.

Nous ne possédons pas d'exemple qui nous permette de dire que l'utérus revient à son volume antérieur. S'il revient à sa situation normale, à l'hypertrophie près, ne doit-on pas considérer ce fait comme une guérison ? Or, d'après les auteurs, cette phase est surtout marquée par une hypergénèse de tissu cellulaire. L'utérus reste gros, mais la dureté spéciale du tissu remplace le ramollissement qu'on observait dans la phase précédente. Les vaisseaux ne sont plus dilatés et béants, mais resserrés et diminués. L'anémie a remplacé la congestion.

Reportons-nous à la structure normale de l'utérus. Voyons ce que devient l'utérus d'une femme qui a conçu lorsque son involution s'est faite régulièrement. Il n'existe entre les deux aucune différence fondamentale, tandis qu'il existe une analogie frappante. Nous savons déjà que la matrice d'une femme qui a conçu ne revient jamais à son volume antérieur. Son poids a presque doublé, même quand les choses se sont passées régulièrement. Quoi d'étonnant, dès lors, si une congestion chronique de longue durée a déterminé encore une augmentation de volume, et n'est-ce pas ce que nous voyons arriver dans tous les organes qu ont été le siége d'une hyperémie veineuse de longue durée ?

Le plus grand nombre des auteurs considèrent cette phase comme une sclérose. Si l'on s'en tient au sens précis du mot σκληρὸς dur (Littré et Robin), rien de plus juste ; mais, dans le langage médical usuel, on désigne plus spécialement ainsi les proliférations conjonctives qui se produisent au grand dommage des éléments nobles des tissus qu'elles étouffent et qu'elles atrophient dans une certaine mesure. Or, ici, l'apparition d'éléments embryoplastiques n'indique pas un processus morbide, puisque, normalement, l'utérus est presque uniquement composé de ce tissu embryonnaire. De plus, Scanzoni dit avoir observé aussi sur des coupes des fibres musculaires très-apparentes, ce qui, dit-il, s'observe difficilement sur des utérus normaux. Ces fibres musculaires contribueraient, dans une certaine mesure, à l'hypertrophie de l'organe. Enfin, les scléroses se terminent en général par une atrophie de l'organe, liée à la rétraction propre du tissu fibreux. Je ne sais si cette atrophie utérine a été souvent observée, mais il ne nous a pas été donné de la rencontrer, et nous ne la trouvons nulle part mentionnée dans les observations de métrite parenchymateuse.

Un dernier point reste à déterminer. L'utérus qui a été atteint de métrite parenchymateuse (d'engorgement pour nous) est-il susceptible de se développer normalement lors d'une nouvelle grossesse? Si la métrite parenchymateuse se termine réellement par une sclérose de tissu, il est peu probable que l'utérus puisse se développer régulièrement lors d'une nouvelle fécondation; mais si, au contraire, l'engorgement n'est qu'un retard d'involution, le jour où cette involution sera complète, une nouvelle grossesse sera possible. Or, en parcourant les observations recueillies depuis plusieurs années dans le service de M. Siredey, je trouve que plusieurs fois des femmes traitées à un moment pour une métrite parenchymateuse, sont devenues enceintes, et après leur accouchement, sont venues de nouveau réclamer des soins. Nous persistons donc à penser que l'induration utérine avec hypertrophie ne peut être assimilée aux scléroses ordinaires, et nous croyons qu'il faut la considérer comme la phase de réparation de l'engorgement utérin, ou mieux comme la seconde partie du travail d'involution ordinaire : reformation d'un utérus nouveau sur les débris de l'ancien.

Cette pathogénie de l'engorgement utérin est loin d'être complète, et le cadre de cette étude ne me permet pas de l'envisager tout entière. Je rappellerai seulement en finissant deux arguments qui viennent à l'appui de notre manière de voir, et qui tendent aussi à démontrer que l'engorgement utérin n'est pas autre chose qu'un arrêt d'involution. C'est chez les femmes qui ont eu plusieurs accouchements, et surtout chez celles qui ont eu des grossesses rapprochées qu'on l'observe le plus souvent. Il semble que, dans ces conditions, l'utérus n'ait jamais eu le temps de revenir à sa structure ordinaire, entre un accouchement et une imprégnation nouvelle.

Un avortement ou des avortements répétés favorisent l'établissement d'un engorgement utérin, et à son tour l'engorgement utérin, mais j'entends l'engorgement mou, favorise l'avortement.

La première de ces propositions me paraît incontestable. Elle ressort des nombreuses observations que j'ai pu consulter dans les cahiers de M. Siredey. Quant à la seconde, bien qu'elle ne me semble pas moins vraie, je ne puis l'établir sur des faits aussi nombreux.

TROISIÈME PARTIE

Résumé

I. — L'involution utérine comprend un double travail : d'une part, processus régressif aboutissant à la résorption du vieil utérus ; d'autre part, processus formatif ayant pour but le développement d'un utérus nouveau. La durée de ce travail est évaluée approximativement à deux ou trois mois.

II. — Le travail d'involution semble moins bien préparé à la suite de l'avortement qu'à la suite de l'accouchement à terme.

III. — Pendant toute la durée du travail d'involution, l'utérus est dans un état d'imminence morbide. Les accidents qui peuvent se manifester pendant cette période sont d'autant plus graves qu'ils surviennent à une époque plus rapprochée de l'accouchement. Elles ont pour point de départ des troubles circulatoires qui s'opposent à l'involution régulière.

IV. — A côté et à la suite des lymphangites ou des phlébites qui surviennent pendant la période d'involution, il y a lieu de signaler la congestion passive qui agit dans le même sens, c'est-à-dire en entravant le travail régulier qui exige une circulation active.

V. — Cette congestion passive favorisée par le ramollissement du tissu utérin ne tend pas spontanément à la guérison. Chaque congestion menstruelle l'augmente, et l'engorgement utérin qu'elle détermine va s'aggravant graduellement.

VI. — Le travail d'involution suspendu et entravé peut reprendre son cours quand cette congestion diminue ou disparaît. Des éléments embryonnaires apparaissent à ce moment, et l'utérus reprend peu à peu sa structure ordinaire, mais il reste toujours hypertrophié.

VII. — Une hygiène sévère doit être imposée aux nouvelles accouchées pendant toute la durée de l'involution utérine; toute cause de congestion doit être écartée; toute congestion doit être combattue dès le début.

Observations

Obs. I (due à M. Berthaut, externe de service. — Distension légère de l'utérus coïncidant avec des tranchées utérines violentes.

D... Marie, blanchisseuse, 19 ans. Primipare. A vu ses règles pour la dernière fois le 15 octobre 1876, Entrée le 9 juillet 1877, à une heure de l'après-midi. Accouchée le 10, à une heure du matin. Poids de l'enfant, 2400 gr.

Mensuration de l'utérus :

10 juillet,	9 h.	du matin,	0,14 cent. au-dessus du pubis.	
11	—	—	—	0,11.	
12	—	—	—	0,09.	Tranchées, utérines violentes.
13	—	—	—	0,10.	
14	—	—	—	0,08.	
18	—	—	—	0,06.	

Obs. II (due à mon excellent collègue et ami Poirier, interne provisoire, service de M. le Dr Féréol). — Arrêt du retrait de l'utérus avec des tranchées utérines.

M..., entrée le 1er mai. Accouchée la veille. Ce travail a duré 12 heures. Quatre grossesses antérieures dans d'excellentes conditions.

L'utérus, dur et contracté, dépasse l'ombilic de 0,02 cent.

3 mai. L'utérus est au niveau de l'ombilic.

5 mai — — à 0,01 cent. au-dessous.

6 mai. La malade dit avoir eu quelques coliques pendant la nuit. Elle perd quelques caillots noirâtres, et il s'écoule encore du sang noirâtre un peu fétide.

Jusqu'au 9 mai, l'utérus s'arrête dans son retrait.

10 mai. Le mouvement de retrait est continu, le fond de l'utérus est à 0,03 cent. au-dessous de l'ombilic.

La malade sort le 19 mai, sur sa demande, dans un état satisfaisant. Le fond de l'utérus est à 0,04 au-dessus de la symphyse.

Obs. III. — Avortement au quatrième mois de la grossesse. — Hémorrhagie abondante. — Syncope prolongée. — Délivrance tardive. — Lenteur du retrait.

N..., multipare, a été prise d'une perte abondante, le 28 juillet, après quatre mois et-demi de suspension des règles. Entrée le 31 juillet, avec un tamponnement. Ne peut dire s'il y a eu expulsion d'un fœtus et délivrance. On l'a trouvée dans une mare de sang. L'utérus est au niveau de l'ombilic ; expulsion de caillots dans la nuit et les jours suivants.

Le 6 août, c'est-à-dire le dixième jour après le début de l'avortement, le fond de l'utérus est à 0,065 au-dessus de la symphyse, et reste sensiblement à la même hauteur jusqu'au 10.

Pas de fièvre ni de bouillonnement du ventre.

Le 11 août, le fond de l'utérus est à 0,058. Le col est mollasse, encore gros, sensible au toucher.

Obs. IV. — Avortement à deux mois environ. — Pertes abondantes. — Retrait lent.

X..., 36 ans, domestique. Réglée pour la première fois à 16 ans et régulièrement depuis. Première grossesse à 27 ans, terminée à terme par l'expulsion d'un enfant mort. Pas d'accident à la suite. Menstruation régulière.

Dernières règles le 20 mai 1877.

Le 20 juillet, sans cause apparente, hémorrhagie utérine, d'abord aiguë, qui va en augmentant jusqu'au 28 juillet, jour où elle expulse un fœtus de la longueur du doigt. Suintement sanguin un peu plus abondant que les règles, jusqu'au 7 août. Ce jour-là, hémorrhagie énorme avec expulsion de caillots.

Amenée à l'hôpital presque exsangue, le 8 août à 8 heures du matin. Des fragments de placenta engagés dans le col sont enlevés. Injection détersive, tamponnement. Le 9, on retire le tampon et quelques caillots. Pas de douleurs. Le fonds de l'utérus est à 0,09 cent. au-dessus du pubis. Le 10, il est à 0,08. Le 13 août, c'est-à-dire 15 jours après l'expulsion de l'embryon, le fond de l'utérus est encore à 0,06 cent. de la symphyse.

Obs. V. — Avortement à cinq mois. — Retard dans la délivrance — Retrait lent. — Secondairement lymphangite utérine terminée par résolution.

L... (Rosine), 34 ans, couturière, entre le 11 juin 1877, salle Sainte-Geneviève, n° 4 (service de M. le Dr Siredey). Femme blonde et lymphatique, habituellement bien portante, quoique peu résistante ; a eu déjà un enfant il y a dix ans et demi. Couches normales. Hémorrhagie après délivrance. N'a pas nourri son enfant. Depuis sa grossesse, règles régulières, mais avançant un peu de 22 à 25 j. entre les époques. Pas de pertes dans l'intervalle, pas de douleurs du côté de l'utérus.

Dernières règles au commencement de janvier, pas d'accident dans les premiers mois de la grossesse. Privations. Excès de fatigue. Cinq jours avant la fausse couche et sans cause occasionnelle apparente elle a commencé à perdre du sang par la vulve. Ainsi, jusqu'au 11 juin salissant deux ou trois serviettes par 24 heures. Elle a continué à marcher. Les vraies douleurs n'ont débuté que le 11 juin à deux heures et demie de l'après-midi. L'expulsion du fœtus a eu lieu à six heures du soir.

La délivrance s'est faite spontanément, trente-six heures seulement après l'expulsion de l'embryon, sans perte, sous l'influence d'une légère compression du globe utérin et de l'application de glace sur le bas-ventre.

Du 14 au 18 juin, mouvement fébrile, léger, sans localisation appréciable, coïncidant avec la fluxion mammaire.

Le 25 juin, quatorze jours après l'avortement, le fond de l'utérus est encore à 0,68 cent. au-dessus de la symphyse : aucune douleur, aucun empâtement de voisinage.

Les lochies ont déja cessé, et n'ont jamais été très-abondantes.

Le 29 juin, la malade se lève un peu pour la première fois, sans éprouver de douleurs.

Le 12 juillet, le fond de l'utérus est encore à 0,04 cent. au-dessus de la symphyse. Les culs-de-sac vaginaux sont souples, l'utérus mobile, le col encore moins légèrement fendu à gauche : la malade demande son exéat.

Mais elle revient le lundi suivant et demande de nouveau son admission à l'hôpital.

Une lymphangite péri-utérine s'est déclarée aussitôt qu'elle a repris sa vie habituelle.

(L'évolution de cette lymphangite n'ayant présenté aucun phénomène particulier, je note seulement l'état de cette femme à sa sortie, le 4 septembre, c'est-à-dire près de deux mois après le début de lymphangite.)

Le ventre est souple, idolent, mais présente encore dans la fosse iliaque gauche un empâtement profond.

Au toucher, le col est un peu gros, entr'ouvert, mais sans érosion un peu élevé, en avant et à gauche existe encore une petite tuméfaction de la grosseur d'une noix, mais en somme, l'utérus est assez mobile.

Par le toucher et le palper combinés, on peut constater une augmentation de volume certaine de l'utérus, dont le fond, un peu incliné à gauche, remonte à 0,55 de la symphyse.

Fonctions digestives régulières, miction facile.

Le traitement a consisté en vésicatoires, bains, cataplasmes, iodure de fer et vin de gentiane.

Obs. VI. — Avortements répétés sous l'influence de la syphilis. — Engorgement utérin à la suite. — Métrorrhagies.

Lass, 33 ans, domestique, entre le 14 mais 1877, salle Sainte-Geneviève, n° 1 bis (service de M. le Dr Siredey). Réglée à 14 ans, toujours régulièrement. Bonne santé habituelle. Femme grande et forte, très-brune.

D'un premier mariage, elle a eu quatre enfants en dix ans. Couches naturelles. Enfants vivants ; pas d'avortement. Elle a nourri tous ses enfants. Menstruation régulière. Pas de souffrance du côté de l'utérus, pas de pertes blanches..

Remariée il y a deux ans et demi, elle a fait depuis cette époque trois fausses couches.

La première après sept mois de mariage, au quatrième mois de la grossesse ; la deuxième, six mois après la première, au troisième mois de la grossesse ; la troisième, treize mois après la seconde, à trois mois et demi de la grossesse.

Depuis le premier avortement, les règles sont devenues irrégulièr e, difficiles, et elle a toujours conservé de la douleur dans le bas-ventre. Douleurs inguinales et lombaires. Un médecin avait déjà constaté, à cette époque, de l'hypertrophie de l'utérus.

Aux deux premières fausses couches, la délivrance a été difficile. Quelques phénomènes de péritonite l'ont maintenue chaque fois six semaines au lit. Enfin, depuis sa dernière fausse couche, elle a perdu presque continuellement du sang et les douleurs qu'elle éprouve sont si bien continues, qu'elle ne distingue plus ses époques.

Repos au lit, bains, cautérisations intra-utérines, les métrorrhagies cessent.

Au moment de la sortie (juin 1877), elle est dans l'état suizant :

Ventre souple, indolent au toucher; col gros, érodé, à orifice largement dilaté, à bords granuleux. Le col est légèrement douloureux au toucher, et maintenu en place, mais non d'une façon absolue. Par le palper et le toucher combinés, on note une augmentation manifeste du volume de l'utérus.

Au spéculum, col rouge violacé; écoulement catarrhal abondant. Le col emplit le champ du spéculum Kusco.

Le cathétérisme montre que la cavité utérine a 0,085 de longueur.

L'existence de la syphilis est évidente chez cette malade. Huit semaines après son deuxième mariage, maux de gorge qui ont duré deux mois sans discontinuer. Roséole généralisée trois semaines après le début de l'angine. Six mois après, à l'occasion de la première fausse couche, alopécie très-marquée, croûtes dans la tête.

Séjour à l'hôpital Saint-Louis en 1877, à la suite de son troisième avortement pour une poussée de syphilides. Actuellement encore syphilides papuleuses aux deux jambes. Engorgements ganglionnaires généralisés.

Obs. VII. — Avortement provoqué. — Engorgement consécutif avec métrorrhagies. (Due à M. Régy, interne de service.)

T... (Marie), âgée de 44 ans, domestique, entre le 29 août 1877, salle Sainte-Geneviève, n° 26 (service de M. le Dr Siredey).

Réglée pour la première fois à 17 ans et demi. Bonne santé habituelle. Première grossesse à 32 ans, menée à terme sans suites fâcheuses. Deuxième grossesse dix-huit mois après, également heureuse. La troisième il y a sept ans, terminée par un accouchement provoqué. (Cette grossesse et l'avortement ont été accompagnés de circonstances tragiques dont la malade m'a fait l'aveu et qui ont laissé à leur suite un état nerveux dont elle ne s'est jamais remise.)

Elle est restée huit ou dix jours chez la sage-femme qui a pratiqué les manœuvres abortives. Rentrée chez elle, elle a dû garder le lit pendant une quinzaine de jours encore, perdant continuellement du sang et souffrant beaucoup dans le ventre. Pendant plus de deux mois elle a été incapable de faire aucun travail.

Depuis ce temps, elle a toujours été très-mal portante, ne pouvant travailler plusieurs mois de suite et obligée de se reposer souvent. La menstruation, jusque-là régulière, se dérange complètement. Les règles reviennent souvent deux fois dans le mois. Dans l'intervalle, pertes blanches abondantes et mêmes pertes rouges. Douleurs continuelles dans le ventre. Pesanteur et, au moment des règles, douleurs analogues à celles de l'accouchement. Obligée de garder le lit à chaque époque.

Constipation habituelle; dyspepsie habituelle; impossibilité de digérer la viande.

Ces troubles ont été s'aggravant. Longtemps traitée en ville, mais d'une façon intermittente, elle s'est enfin décidée à entrer à l'hôpital. Métrorrhagie qui s'arrête sous l'influence du repos et d'applications de glace à l'hypogastre.

Ventre souple, dépressible. Utérus nettement appréciable à travers la paroi abdominale, en partie fixé. Les mouvements qu'on cherche à lui communiquer sont douloureux. Le col est volumineux, largement dilaté, admettant presque la pulpe du doigt. Les culs-de-sac sont libres. Le fond de l'utérus est situé à 0,085 au-dessus de la symphyse pubienne. Au spéculum, écoulement catarrhal abondant. Les bords de l'édifice sont érodés et saignent facilement ; coloration violacée.

Cautérisation de la cavité cervicale à l'acide chromique.

15 septembre. Ecoulement catarrhal toujours très-abondant. Le col peut être très-bien saisi tout entier par le spéculum ; scarifications donnant beaucoup de sang.

Le 22. Les scarifications donnent moins de sang ; la malade garde continuellement le lit.

Le 29. Utérus toujours fixé (périmétrite), le col moins congestionné. Les scarifications donnent peu de sang ; l'écoulement muco-purulent est toujours abondant.

6 octobre. La malade vient d'avoir ses règles. Col étroit. gros, rouge violacé, se présentant mal dans le champ du spéculum.

Jusqu'au 16 novembre cautérisations de la cavité cervicale à l'aide de l'acide chromique tous les huit jours. La congestion du col diminue, de même que la purulence de l'écoulement utérin ; néanmoins le col reste gros. La cavit éutérine mesure maintenant 6 cent. 1/2.

M. Siredey ordonne des douches, mais la malade ne voulant pas s'y soumettre et se trouvant d'ailleurs très-améliorée quitte l'hôpital le 19 novembre.

Outre le traitement local, un traitement général avait été institué dès le début.

Obs. VIII. — Relevailles prématurée. — Retard d'involution avec périmétrite légère.

M... (Clotilde), 22 ans, employée de commerce, entrée le 12 novembre, salle Sainte-Geneviève, n° 2 (service de M. le Dr Siredey).

Femme blonde, lymphatique. Réglée pour la première fois à 15 ans et toujours assez régulièrement depuis. Bonne santé habituelle, à part des migraines.

Mariée à 17 ans et demi. Accouchée pour la première fois au bout de neuf mois. Accouchement long et pénible, mais naturel. Douleurs vives dans le flanc droit à la suite. Trois semaines au lit. Nourrice pendant quelques jours seulement. Retour des règles six semaines après.

Deuxième accouchement dix-neuf mois après le premier, encore difficile. Retour de couches régulier. La menstruation devient moins régulière, mais pas de pertes dans l'intervalle. Pas de douleurs du côté de l'utérus.

Troisième accouchement dix-huit mois après le second, long et pénible, le 4 octobre 1877. Délivrance artificielle. Pas de perte abondante.

Relevée le troisième jour ; elle souffrait daus le bas-ventre et dans les reins, mais elle a été forcée de s'occuper de son ménage. Depuis ce temps elle est restée debout une partie de la journée. Souffrant de plus en plus dans le bas-ventre et dans la fosse iliaque droite, mais sans fièvre, frissons ni vomissements.

Les lochies ont coulé pendant quinze jours. Depuis, elle ne tache plus son linge, mais les douleurs ont été en augmentant, sourdes, continues, avec élancements.

Etat actuel. — Visage coloré; embonpoint; apyrexie. Ventre souple, mais ballonné ; sensible dans toute la région inférieure, douloureux dans la la fosse iliaque droite. Au toucher, col encore mou ; l'orifice facilement dilatable; la lèvre antérieure volumineuse, un peu inégale, globuleuse. Le col est fendu des deux côtés, plus à gauche qu'à droite. Culs-de-sac gauche et postérieur libres.

A droite, cul-de-sac un peu empâté, douloureux, sans tuméfaction circonscrite. L'utérus est peu mobile. Le fond est à 6 cent. de la symphyse du pubis (cinq semaines après l'accouchement), mais l'épaisseur de la paroi abdominale et la sensibilité qu'on éveille par le simple palper empêchent d'apprécier exactement son volume.

A droite, la fosse iliaque semble aussi un peu empâtée ; la paroi se défend contre l'exploration. Pas de douleur spéciale au niveau des cornes utérines.

Constipation. Appétit conservé.

Repos au lit. Cataplasmes, 2 portions.

Sortie sur sa demande fin novembre.

Ventre toujours un peu sensible. Il n'y a plus d'empâtement du cul-de-sac vaginal droit, mais il y a toujours de la sensibilité au toucher.

Le col a conservé ses caractères ; encore mou et gros. Le fond de l'utérus est à 0,06 au-dessus de la symphyse.

Obs. IX. — Relèvailles hâtives. — Fatigue prématurée. — Arrêt du retrait utérin.

Len... (Eugénie), bouchère. 18 août.

Accouchée le 5 juin pour la deuxième fois. Premier accouchement il y a deux ans. Santé assez bonne depuis. Règles régulières sans pertes blanches dans l'intervalle des époques. Une fausse couche à deux mois environ en mars 1876. La délivrance a été facile et prompte. Au bout de douze jours seulement elle s'est relevée et a repris son travail, mais elle n'a guère cessé de perdre en rouge pendant trois mois à la suite. Soignée à ce moment en ville. Les règles ont fini par redevenir régulières et comme époque et comme durée, mais elle a toujours souffert depuis dans le bas-ventre et n'a jamais cessé de perdre en blanc.

Pendant la dernière grossesse, pas d'accident à relever. Santé bonne.

Accouchement rapide et naturel. Quatre heures de douleurs. Délivrance au bout de quarante minutes. Relevée le cinquième jour. Pendant un mois, les lochies ont une couleur de sang. Depuis, écoulement purulent peu abondant. Cette femme se plaint d'élancements douloureux dans la matrice et d'un sentiment de pesanteur habituel dans la fosse iliaque gauche. Elle travaille debout toute la journée à une besogne assez pénible. Malgré ses douleurs elle a pu résister jusqu'ici sans s'aliter. Elle nourrit son enfant.

La vulve est encore très-foncée en couleur, brun-rougeâtre. Ecoulement purulent filant. Muqueuse vaginale congestionnée.

Le fond de l'utérus est sensible à 0,04 cent. au-dessus du pubis, mais il paraît bien mobile et indolore. Par le toucher vaginal et le palper combinés, on constate une augmentation sensible de l'utérus qui est resté globuleux, en antéversion légère.

Le col est à peu près revenu à son volume ordinaire, mais sa consistance est diminuée. Congestion vive avec coloration violacée. Granulations sur les bords de l'orifice. Ecoulement catarrhal abondant. Pas d'engorgement des culs-de-sac. L'utérus est mobile et peu sensible.

Saigne très-abondamment après scarifications.

(Notes prises à la consultation. La malado n'a pas été suivie.)

Obs. X. — Lymphangite utérine et pelvipéritonite consécutive l'accouchement. — Arrêt du retrait de l'utérus.

Ch... (Marie), 23 ans, fleuriste, accouchée pour la première fois chez une sage-femme le 1er avril 1877 après cinquante-deux heures de douleurs. La délivrance s'est accompagnée d'une hémorrhagie abondante.

Douleur de ventre et frisson le 5 avril. Apportée à l'hôpital Lariboisière le 7 avril (crèche n° 4). La malade qui allaite son enfant est pâle et fort amaigrie. Muqueuses décolorées. Pas d'appétit ; soif vive. La palpation au niveau de la fosse iliaque gauche est douloureuse et il existe à ce niveau un empâtement prononcé. Le toucher vaginal fait constater que le col n'est pas reformé : il est encore gros et mou, fendu à gauche. Le cul-de-sal correspondant est occupé par une tuméfaction douloureuse.

Frissons et fièvre. Le ventre se ballonne. Cataplasmes et repos au lit.

(La lymphangite et la pelvi-péritonite consécutives suivent leur cours ordinaire, mais la péritonite reste limitée à la partie sous-ombilicale. La malade s'affaiblit et s'anémie de plus en plus. On lui retire son enfant et elle passe à la salle Sainte-Geneviève, n° 5.)

Etat actuel. — L'hypogastre est déformé par une tuméfaction arrondie qui arrive jusqu'au niveau de l'ombilic. Une masse dure et mate à la percussion de l'utérus en occupe le centre. A gauche, la tuméfaction s'étend insensiblement jusqu'à la fosse iliaque. A droite, le bord de l'utérus est facile à sentir à travers la paroi abdominale ; de ce côté, aucune douleur. Au niveau de l'utérus, au contraire, et jusque dans la fosse iliaque gauche, sensibilité très-vive au palper. L'écoulement lochial n'est pas encore arrêté (un mois après l'écoulement).

Toucher : Vagin très-humide, mais non brûlant; col petit, presque effacé, se confondant latéralement à gauche avec une induration en forme de bride, qui s'étend jusqu'à la fosse iliaque. Douleur vive à ce niveau. L'utérus n'est pourtant pas complètement immobilisé. La pression au niveau du fond se fait sentir au doigt porté dans le vagin. Apyrexie; constipation; perte d'appétit.

Traitement. — Vésicatoires; grands bains; cataplasmes; iodure de fer et vin de gentiane.

L'état général s'améliore assez rapidement; l'appétit revient; la malade engraisse.

Etat à la sortie, 12 juin 1877. — Le ventre est redevenu souple et indolent. La paroi abdominale s'est chargée de graisse et a plus que doublé d'épaisseur. La tuméfaction hypogastrique a disparu.

Au toucher, col dégagé présentant une cicatrice à gauche, mobile, non douloureuse. Le palper combiné au toucher permet de constater encore une augmentation de volume de l'utérus, encore fixé par des brides du côté gauche du bassin. Le fond est à 0,03 cent. de la symphyse, la femme étant debout.

Obs. XI. — Engorgement utérin avec métrorrhagies. — Pelvi-péritonite intercurrente.

J. E..., 32 ans, couturière, entre le 21 mars 1877, salle Sainte-Geneviève, n° 22 (service de M. le Dr Siredey). Femme très-brune, grande et forte.

Habituellement bien portante. Réglée à 13 ans, d'abord avec de légères interruptions, puis d'une façon régulière, et toujours abondamment. Trois enfants : le premier il y a neuf ans; le deuxième il y a quatre ans ; le troisième il y a deux ans. Les couches ont été heureuses, à part la dernière cependant qui a été pénible : l'enfant s'est présenté par le siége. Délivrance artificielle qui a nécessité à plusieurs reprises l'introduction de la main dans l'utérus. L'issue du placenta a été suivie d'une hémorrhagie considérable. La femme a nourri son enfant au sein pendant un mois. Retour des règles six semaines après l'accouchement.

Depuis lors, la malade a constamment souff rt dans le bas-ventre, surtout dane la fosse iliaque gauche : elle était obligée de se maintenir le ventre avec une ceinture, pour pouvoir marcher. Chaque fois qu'elle faisait une course un peu longue, elle perdait du sang. Les règles avançaient toujours un peu ; dans l'intervalle, pertes blanches abondantes. Elle ne s'est jamais alitée, mais elle avait grand'peine à faire son ménage.

En janvier 1876, elle a commencé à venir à la consultation de l'hôpital, où M. Siredey a ordonné du repos, des bains et des injections astringentes. Plusieurs fois, on lui a fait des scarifications du col. Au bout de deux mois, elle a cessé de venir, quoiqu'il n'y eût pas d'amélioration dans son état : pertes blanches se colorant de sang sous l'influence de la plus légère fatigue. Menstruation très-abondante. Anémie progressive. Elle revient en janvier 1877. A ce moment, les douleurs sont généralisées à tout le bas-ventre. Sensation d'un poids considérable à l'hypogastre, tiraillement dans les aines et dans la région lombaire, élancements douloureux dans la matrice. Le traitement est repris, dans le but de décongestionner l'utérus. Un jour, la malade après un excès de fatigue, à la suite de scarifications, est prise de phénomènes aigus de pelvi-péritonite.

Elle entre alors à l'hôpital (21 mars 1877), perdant du sang en abondance et même des caillots.

Le bas-ventre, et notamment la fosse iliaque droite, sont durs, gonflés et douloureux. Le col, entr'ouvert, laisse échapper du sang et des caillots. Les culs-de-sac sont tendus, le droit surtout. L'utérus paraît complètement fixé. Frissons et fièvre, tendance aux syncopes, vomissements.

12 sangsues furent appliquées sur la fosse iliaque droite, puis de la glace maintenue en permanence sur le bas-ventre. Les pertes diminuent, puis cessent, les phénomènes aigus s'amendent. Vésicatoires, repos au lit, grands bains, traitement général tonique et reconstituant.

Le 21 juin, au moment de quitter l'hôpital, la malade est dans l'état suivant :

Les dernières règles qui ont coulé du 14 au 19 ont été à peu près normales comme abondance et comme durée. Au moins huit jours à l'avance, des douleurs assez vives s'étaient manifestées vers le bas-ventre, mais moins fortes qu'à l'avant-dernière époque. Une anémie assez profonde persiste, et des palpitations surviennent facilement. Le ventre est assez souple, indolent, si la palpation n'est pas profonde. Au toucher, le col est fortement abaissé et rapproché du pubis, bien que le cul-de-sac antérieur n'ait pas tout à fait disparu. Le col est gros, largement fendu, on peut lui imprimer quelques mouvements, mais cela détermine de la douleur. Les culs-de-sac latéraux sont libres. Postérieurement le col se continue en formant un angle mousse avec une masse arrondie, douloureuse, et qui doit être le corps de l'utérus fixé en rétroflexion, car on ne le rencontre pas par le palper et le toucher combinés.

Par le toucher rectal, très-douloureux, on retrouve cette tumeur arrondie, dure, fixe, très-douloureuse au toucher, mais qui se distingue bien des tissus voisins qui sont mous, sans empâtement. La défécation est irrégulière, mais non toujours douloureuse.

Le corps de l'utérus est donc fixé par des adhérenses dans une situation vicieuse.

Obs. XII. — Engorgement utérin avec métrorrhagies chez une multipare.

T..., 31 ans, concierge. Réglée à 20 ans, toujours assez régulièrement et sans douleurs. Quatre accouchements à terme. Le dernier il y a six mois. Un mois et demi après, les règles ont reparu et ont duré comme d'habitude, huit jours. A la perte de sang a succédé un écoulement assez abondant, puis au bout de quelques jours, sous l'influence de fatigues, elle a de nouveau marqué son linge en rouge. Depuis, alternance continuelle des pertes blanches et des pertes rouges. Certaines pertes de sang ont été extrêmement abondantes. La malade ne distingue plus ses règles, et cependant elle a pu continuer ses occupations assez pénibles. Elle éprouve des douleurs continues, sourdes dans le bas-ventre, et des tiraillements lombaires. De temps en temps, surviennent des coliques violentes comparables à celles de l'accouchement. Affaiblissement considérable.

Col gros et mou, entr'ouvert, déchiqueté. Le corps de l'utérus volumineux, très-appréciable au palper, est en antéversion. Un peu d'empâtement dans le cul-de-sac gauche.

Ecoulement très-abondant, venant de la cavité du col, muco-puruleut.

Au spéculum, col très-congestionné, violacé, les lèvres renversées en ectropion. Saigne abondamment sous le bistouri.

Repos, bains, cautérisation intra-utérine au nitrate d'argent.

La malade revient jusqu'au 9 mai, le col est encore gros et congestionné, mais l'écoulement a presque cessé, les douleurs ont beaucoup diminué.

Obs. XIII. — Dngorgement utérin avec antéversion.
J. 35 ans. — (Notes faites à la consultation.)

Deux enfants à terme : le dernier, il y a trois mois. La femme prise de douleurs abdominales vives, à la suite dut garder le lit pendant un mois. Les règles reparurent six semaines environ après l'accouchement, mais la malade continua à souffrir dans le ventre.

Aujourd'hui elle accuse des douleurs lombo-sacrées et inguinales avec des pesanteurs hypogastriques des plus pénibles.

L'utérus est gros, peu mobile, et présente un léger degré d'interversion. Son fond est appréciable à 0,075 au-dessus du pubis et se montre légèrement douloureux à la pression.

Le col, congestionné, est fendu transversalement, et donne issue à un mucus filant, légèrement sanguinolent ; sous la scarification, le sang coule abondamment.

4 juillet. L'utérus est toujours à la même hauteur, au-dessus du pubis. Scarification, écoulement de sang encore abondant.

Repos, bains.

Obs. XIV. — Engorgement avec phlegmon chronique du ligament large du côté gauche à la suite de grossesses multiples et d'avortements.

V... (Thérèse), 38 ans, couturière, réglée à 14 ans, toujours régulièrement. Mariée à 28 ans, première grossesse à 29 ans, terminée par une fausse couche ; deuxième grossesse à 32 ans; troisième quinze mois après ; quatrième à 35 ans, terminée par un accouchement à sept mois : l'enfant n'a vécu que trois ou quatre jours. Accidents péritonitiques consécutifs qui l'ont forcée à prendre le lit à plusiers reprises. A partir de cette couche, la menstruation devient irrégulière et des pertes sanguines ont lieu de temps à autre. Souffrances dans le bas ventre et surtout dans la fosse iliaque gauche. Elancements douloureux dans la matrice.

La malade a commencé à venir à la consultation de Lariboisière en 1875.

A cette époque, on notait que le col était gros et dur, globuleux, érodé, donnant issue à un mucus transparent. Le volume de l'utérus immobile et douloureux ne pouvait être apprécié exactement par le palper abdominal. Au bout de six mois de traitement, une amélioration très-grande se fit sentir et la menstruation devint régulière.

Elle revient le 26 juin 1877 et nous dit qu'au mois de février, elle a fait une fausse-couche d'environ six semaines; quelques jours après, elle s'est levée, et de nouveau, la menstruation est devenue irrégulière. Les règles ont reparu tous les vingt jours, durant cinq à six jours.

Le col est gros, largement fendu; les lèvres sont renversées en dehors (ectropion). L'utérus est fixé et attiré en masse à gauche. Les courses et les émotions morales donnent lieu à de vives douleurs dans le bas-ventre. Catarrhe utérin très-abondant. Digestions pénibles. Pas de selles sans lavements.

Etat au 19 juillet 1877. — Col encore énorme, largement fendu. Le corps est fléchi, en antéversion légère. On sent le fond au palper à 6 cent. au-dessus du pubis. La malade attend ses règles.

Obs. XV. — Engorgement utérin. — Périmétrite. — Métrorrhagies.

Schl... (Anna), 25 ans, boutonnière, entre le 17 octobre 1877 salle Sainte-Geneviève, n° 18 (service de M. le Dr Siredey).

Réglée pour la première fois à 18 ans. Enfance souffreteuse et maladive.

Première grossesse à 29 ans. Nourrit quinze jours. Abcès du sein à la suite. Les règles reviennent régulièrement au bout de six semaines, mais pertes blanches continuelles très-abondantes.

Deuxième grossesse l'année suivante. Accouchement juste un an après le premier sans accidents à la suite. L'écoulement leucorrhéique augmente ; cuisson vive aux grandes lèvres. Sensation de pesanteur hypogastrique pendant la marche. Quelques douleurs de reins.

Troisième grossesse deux ans après. Accouchement long et laborieux. Hémorrhagie abondante à la suite. Nourrit pendant un mois.

L'écoulement des lochies n'a pas cessé jusqu'à la première menstruation. Les règles deviennent deux fois dans le mois suivant. Depuis elles avancent toujours, durant plus longtemps que par le passé : huit jours au lieu de trois. Les pertes blanches deviennent de plus en plus abondantes. Les douleurs rénales et la pesanteur à l'hypogastre vont en croissant. Troubles digestifs. Signes d'anémie confirmée. Tendance aux syncopes.

Les rapprochements sexuels ont toujours été douloureux depuis le premier accouchement, mais n'ont jamais déterminé d'hémorrhagie.

Malgré des douleurs plus vives à la suite de fatigues, elle ne s'est jamais alitée que de temps à autre, un jour ou deux. Une ou deux fois pendant huit jours avec de la fièvre et des frissons.

Depuis deux mois environ elle a éprouvé souvent de petits frissons erratiques. Enfin depuis un mois elle n'a guère cessé de perdre en rouge. Depuis une semaine elle a dû prendre le lit. Fièvre vive. Frissons continuels.

Etat actuel. — Femme très-lymphatique. Blépharite chronique. Teint très-anémique. Membres grêles. Peau et muqueuses décolorées.

Ventre non ballonné permettant le palper sans trop de douleur. Tuméfaction profonde remontant presqu'au niveau de l'ombilic, plus sensible au palper et plus douloureuse à gauche qu'à droite.

Pertes rouge foncé assez abondantes.

Le col est allongé plutôt que gros, entr'ouvert. La lèvre postérieure en forme de croissant; l'antérieure plus arrondie. Cul-de-sac postérieur très-profond. Le col paraît mobile, en raison de son augmentation de longueur qui permet de lui imprimer de légers mouvements de flexion.

Les culs-de-sac latéraux ne sont pas effacés, mais profondément on les sent rémittents. Le toucher provoque à leur niveau une certaine douleur, surtout à gauche. A gauche et en arrière il existe une petite tuméfaction plus dure, limitée, de la grosseur d'un œuf de pigeon. Le corps de l'utérus est fixé. Les mouvements qu'on cherche à lui imprimer sont douloureux. Constipation habituelle très-opiniâtre.

Repos au lit. Grands bains. Purgatifs.

Le 20 octobre tout écoulement sanguin a cessé. Plus de douleurs spontanées. Diminution des douleurs à la pression. Mêmes signes fournis par le toucher. Le palper combiné avec le toucher fait constater le fond de l'utérus à 0,05 cent. audessus de la symphyse pubienne.

Obs. XVI. — Engorgement utérin à la suite d'accidents puerpéraux. — Poussées multiples de périmétrite.

D... (Zoé), 39 ans, journalière, entre le 2 novembre 1877, salle Sainte-Geneviève, n° 29 (service de M. le Dr Siredey). Femme brune, d'une santé excellente jusqu'à sa grossesse. Réglée à 15 ans environ, toujours régulièrement ; chaque fois pendant quatre ou cinq jours, sans pertes blanches dans l'intervalle.

Devenue enceinte à 19 ans. Grossesse pénible. Vomissements incoercibles. Accouchement naturel, mais travail long, trente-six heures de douleurs continues. Délivrance artificielle. Fièvre et douleurs de ventre à la suite. Elle est restée près d'un mois à l'hôpital souffrant assez violemment au niveau de la fosse iliaque droite.

Traitement. —Ventouses scarifiées ; onctions mercurielles belladonées ; cataplasmes.

Lochies abondantes pendant quinze jours. Elle a marqué son linge en rouge et en jaune pendant six semaines. Depuis, l'écoulement a parfois diminué, mais n'a jamais cessé complètement.

Elle a nourri son enfant pendant deux mois, puis s'est placée comme nourrice pendant quatre mois. Les règles sont revenues pour la première fois environ trois mois après la délivrance ; normales comme durée, mais plus abondantes. Menstruations assez régulières depuis, mais toujours pertes blanches empesant le linge.

Douleur dans la fosse iliaque droite et dans le côté des reins correpondant. Pesanteur habituelle dans le bas-ventre. Constipation habituelle. Miction facile. Exaspération des douleurs au moment des règles. Cinq ou six ans plus après son accouchement, elle a été forcée d'entrer à l'hôpital Lariboisière où elle est restée deux mois et demi fort malade. Aux douleurs ordinaires très-augmentées s'ajoutaient de la fièvre et des vomissements.

Ventouses scarifiées ; vésicatoires ; bains.

Elle sortit très-améliorée et reprit ses fonctions de cuisinière. A plusieurs reprises elle a été forcée de s'interrompre pendant un certain temps, quinze jours ou un mois, par l'exacerbation des douleurs qui se calmaient peu à peu sous l'influence du repos et des bains.

Les troubles ont augmenté au moment du siége.

Enfin en 1876 la menstruation a fini par devenir irrégulière, durant une huitaine de jours, revenant quelquefois deux fois dans le mois. Elle a dû cesser complètement de travailler au mois d'août.

A ce moment, elle est venue se faire soigner à la consultation de M. Siredey où elle a été traitée par les scarifications et où elle a fini par entrer dans le service.

L'utérus était vivement congestionné. Après plusieurs scarifications et sous l'influence du repos la congestion diminua, puis disparut en partie. Plusieurs cautérisations au thermocautère furent faites, et elle sortit dans un état assez satisfaisant au mois de janvier 1877.

Sortie de l'hôpital elle alla passer quelque temps à la campagne et revint prendre son métier, mais bientôt les douleurs reparurent. La pesanteur au périnée était très-pénible ; les pertes blanches, un moment disparues, revinrent très-abondantes.

Revue en juin 1877. Je relève sur le cahier des consultations : col gros, congestionné, dirigé en arrière. Utérus peu mobile, en antéversion. Légère végétation sur la lèvre antérieure du col.

Saigne facilement après les scarifications.

Enfin les douleurs la forcèrent encore une fois de s'arrêter. Il lui est impossible de marcher. Elancements douloureux dans la matrice. Constipation opiniâtre.

La ventre est assez souple et dépressible, et douloureux seulement à la palpation profonde. Au toucher, nous trouvons le col très-gros, mais l'orifice est peu dilaté. Les culs-de-sac paraissent libres, mais si l'on presse un peu à leur niveau, on perçoit une résistance profonde et l'on éveille de la douleur, surtout à droite. En palpant profondément au niveau de la fosse iliaque du même côté, on perçoit ainsi une tuméfaction profonde allant du bord de l'utérus au côté droit du bassin. Le fond de l'utérus, également douloureux, est à 0,075 de la symphyse.

Cautérisations profondes au thermo-cautère. La malade est en traitement. Elle ne souffre pas tant qu'elle garde le lit.

A. PARENT, imprimeur de la Faculté de Médecine, rue M^r-le-Prince, 31.

Paris. A. PARENT, imprimeur de la Faculté de Médecine, rue Mr-le-Prince, 31.

www.ingramcontent.com/pod-product-compliance
Ingram Content Group UK Ltd.
Pitfield, Milton Keynes, MK11 3LW, UK
UKHW021108270726
13993UKWH00006B/1063